L'ŒUVRE MÉDICO-CHIRURGICAL

Dr CRITZMAN, Directeur

Monographies Cliniques

SUR

les Questions Nouvelles

en Médecine

en Chirurgie, en Biologie

N° 34

(publié le 1er août 1903)

RHUMATISME TUBERCULEUX

(PSEUDO-RHUMATISME D'ORIGINE BACILLAIRE)

PAR MM.

Antonin PONCET
PROFESSEUR DE CLINIQUE CHIRURGICALE
A L'UNIVERSITÉ DE LYON

et

Maurice MAILLAND
CHEF DES TRAVAUX DE CLINIQUE CHIRURGICALE
A L'UNIVERSITÉ DE LYON

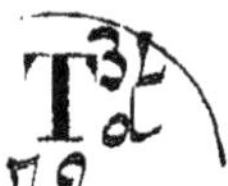

PARIS
MASSON ET Cie, ÉDITEURS
LIBRAIRES DE L'ACADÉMIE DE MÉDECINE
120, BOULEVARD SAINT-GERMAIN (6e)

CONDITIONS DE LA PUBLICATION

La science médicale réalise journellement des progrès incessants, les questions et découvertes vieillissent pour ainsi dire au moment même de leur éclosion. Les traités de médecine et de chirurgie, quelque rapides que soient leurs différentes éditions, auront toujours grand'peine à se tenir au courant.

C'est pour obvier à ce grave inconvénient, auquel les journaux, à cause de leur devoir de donner les nouvelles médicales de toutes sortes et nullement coordonnées, ne sauraient remédier, que nous avons fondé, avec le concours des savants et des praticiens les plus autorisés, un recueil de Monographies destinées à pouvoir être ajoutées par le lecteur même aux traités de médecine et de chirurgie qu'il possède, les tenant ainsi au courant de toutes les innovations et de toutes les grandes découvertes médicales.

Nous tenant essentiellement sur le terrain pratique, nous essayons de donner à chaque problème une formule complète. La valeur et l'importance des questions sont examinées d'une manière critique, de façon à constituer un chapitre entier, digne de figurer dans le meilleur traité médico-chirurgical.

La *Médecine* proprement dite, la *Thérapeutique*, la *Chirurgie* et *toutes les spécialités médicales* sont représentées dans notre collection. Les Sciences naturelles n'y seront pas non plus négligées. La *Zoologie*, la *Microbiologie* avec la sérothérapie et les problèmes de l'immunité, la *Chimie biologique* et les toxines trouveront une large place dans cette publication.

Chaque question y est traitée, soit par celui dont les travaux l'ont soulevée, soit par l'un des auteurs les plus compétents, et chacun, homme de science, praticien ou simple étudiant, pourra facilement et sans perte de temps y étudier la question qui l'intéresse. On y trouvera réunies la presque totalité des grandes découvertes médicales traitées d'une manière classique. Par sa nature même, par son but, notre publication doit être et sera absolument éclectique. Elle ne dépendra d'aucune école.

Les **Monographies** *n'ont pas de périodicité régulière.*

Nous publions, aussi souvent qu'il est nécessaire, des fascicules de 30 à 40 pages, dont chacun résume une question à l'ordre du jour, et cela de telle sorte qu'aucune ne puisse être omise au moment opportun.

Les Éditeurs acceptent des souscriptions payables par avance, pour une série de 10 monographies, au prix de **10** francs pour la France et **12** francs pour l'étranger.

Chaque Monographie est vendue séparément 1 fr. 25.

Toutes les communications relatives à la Direction doivent être adressées sous le couvert du Dr Critzman, 28, rue Greuze, 16e, à Paris.

L'ŒUVRE MÉDICO-CHIRURGICAL

— N° 34 —

Dr CRITZMAN, Directeur

RHUMATISME TUBERCULEUX

(PSEUDO-RHUMATISME D'ORIGINE BACILLAIRE)

PAR MM.

Antonin PONCET et Maurice MAILLAND

PROFESSEUR DE CLINIQUE CHIRURGICALE A L'UNIVERSITÉ DE LYON

CHEF DES TRAVAUX DE CLINIQUE CHIRURGICALE A L'UNIVERSITÉ DE LYON

« Le rhumatisme que l'on observe chez les tuberculeux n'est généralement pas, comme on l'avait cru jusqu'à présent, une simple coïncidence, une maladie intercurrente, et pas davantage, une cause de tuberculose. Manifestations rhumatismales et tuberculeuses réunies ont une même pathogénie : *l'empoisonnement tuberculeux*, d'où : le *Rhumatisme tuberculeux.* »

ANTONIN PONCET.

Sous le nom de rhumatisme tuberculeux, il faut entendre une série de manifestations, d'apparence rhumatismale et d'origine tuberculeuse, portant, soit sur les articulations : *rhumatisme tuberculeux articulaire*, soit sur d'autres organes : gaines tendineuses, muscles, nerfs, os, viscères etc. : *rhumatisme tuberculeux abarticulaire.*

Ces dernières manifestations, viscérales et autres, peuvent être considérées comme des complications du rhumatisme articulaire lorsqu'elles surviennent dans le cours ou peu de temps après les accidents articulaires, mais elles peuvent aussi être primitives, et les articulations rester indemnes.

L'étude de ces deux grandes localisations du rhumatisme tuberculeux forme deux chapitres distincts [1], sous les titres de :

1. C'est le rhumatisme tuberculeux articulaire que nous avons plus particulièrement en vue dans cette monographie. C'est de lui dont il s'agit, lorsque nous parlons du rhumatisme tuberculeux, sans autre épithète.

A tout seigneur, tout honneur. Il nous a révélé une forme, jusqu'alors inconnue, de tuberculose, caractérisée, nous aurons l'occasion de le répéter bien des fois dans le cours de ce travail : par des signes cliniques spéciaux, d'allure rhumatismale, et par des lésions anatomiques, la plupart du temps simplement inflammatoires, quoique le tout soit de nature tuberculeuse.

Le même processus se rencontre dans les autres séreuses, dans tous les tissus,

A. — *Rhumatisme tuberculeux articulaire.*

B. — *Rhumatisme tuberculeux abarticulaire* ou *extra-articulaire.*

Isolées ou associées, leurs lésions diffèrent, le plus souvent, des lésions habituelles de la tuberculose. Elles se révèlent par des fluxions, par des phénomènes congestifs, par des accidents locaux, allant, de l'hyperémie, passagère, sèche, exsudative, etc., à l'inflammation, franche, aiguë, chronique, etc., *sans produits spécifiques.*

Le rhumatisme tuberculeux appartient à la grande classe des rhumatismes infectieux ou pseudo-rhumatismes, aujourd'hui bien connus[1].

Pour justifier sa place dans ce cadre, il suffit de rappeler les faits cliniques, nombreux, les recherches, anatomo-pathologiques, expérimentales, que nous avons réunies dans ces dernières années. Elles démontrent que la tuberculose, maladie infectieuse par excellence, donne lieu, au même titre que les autres maladies infectieuses : blennorrhagie, rougeole, scarlatine, érysipèle, septicémie puerpérale, etc.), à des processus *uniquement inflammatoires,* répondant aux signes anatomiques et cliniques des pseudo-rhumatismes.

C'est par une méconnaissance étrange, qu'une telle notion pathologique est restée, jusqu'à ce jour, dans l'ombre. La faute en est, pensons-nous, à certaines idées doctrinales, encore survivantes, qui font de la tuberculose, une maladie de misère, de déchéance, incapable de donner naissance

dans tous les appareils, dans tous les organes, car, du moment que l'on constate un rhumatisme articulaire d'origine bacillaire, on doit rencontrer le même rhumatisme extra-articulaire. La forme abarticulaire des autres rhumatismes est décrite, du reste, dans tous les livres classiques, à propos du rhumatisme vrai et des pseudo-rhumatismes.

Mais, dira-t-on peut-être, les lésions extra-articulaires, que vous qualifiez de rhumatismales et que vous englobez dans le terme générique de : rhumatisme tuberculeux, sont bien connues et bien étudiées depuis longtemps? — Oui et non, répondrons nous : — oui, lorsqu'il s'est agi de manifestations virulentes, et lorsqu'on a trouvé l'édification anatomique, dite tuberculeuse, que l'on exige pour croire à la tuberculose; — non, lorsqu'il en a été autrement, c'est-à-dire lorsque les lésions étaient simplement inflammatoires. Or, c'est précisément la règle des lésions du rhumatisme tuberculeux, d'être banales, purement réactionnelles; — c'est même là leur caractéristique habituelle.

Il suffit de s'entendre. Le rhumatisme tuberculeux se différencie de la tuberculose classique, virulente, par l'absence commune de produits tuberculeux : granulations miliaires, fonte caséeuse, etc.; notre devoir est donc de l'en séparer et de lui donner une large place dans le domaine de la tuberculose.

Ainsi que nous le faisions remarquer dernièrement, dans une communication à la Société de médecine de Lyon, et à la Société de chirurgie de Paris, la bacillose ne forme plus aujourd'hui une unité, mais bien une trinité pathologique (A. Poncet, *Bull. de la Société de chir.*, 14 avril, et *Lyon médical,* 26 avril 1903). A côté, en effet, de la tuberculose, *spécifique* ou *classique,* prennent place, très probablement, une tuberculose *septicémique, sans lésions, sine materiâ* (*typho-bacillose* [de Landouzy], *fièvre infectieuse tuberculeuse aiguë* [de Jeannel], *bacillémie* [de Debove], etc., et certainement une *tuberculose rhumatismale* ou *inflammatoire,* avec réaction, simple, ordinaire, des tissus, comme en produisent toutes les infections, tous les empoisonnements (A. Poncet).

1. L'expression de « rhumatisme tuberculeux » nous paraît préférable à celle de « pseudo-rhumatisme tuberculeux », que nous avions employée au début (Congrès de chirurgie, Paris, 1897), et dont se sont servis depuis, quelques auteurs. On dit, en effet, rhumatisme blennorrhagique, puerpéral, etc. : et non pseudo-rhumatisme blennorrhagique, etc.

à des produits plastiques. Elle en est, surtout, à une conception anatomique trop absolue des lésions tuberculeuses.

Ne semblait-il pas, à la suite des anatomo-pathologistes et des histologistes modernes, que seuls, devaient être considérés comme tuberculeux : d'abord les tubercules, allant, en série, depuis la granulation miliaire (granulie discrète, confluente) jusqu'aux noyaux caséeux, à l'infiltration caséeuse, aux fongosités, aux abcès froids, etc.; puis, sous le champ du microscope, les follicules, les nodules tuberculeux, les cellules géantes, etc. En dehors de ces lésions, bien définies d'aspect, parfois d'allure néoplasique, mais, la plupart du temps, ulcéreuses, destructives, nécrosantes, avaient bien pris place certaines productions organisées, de caractères anatomiques tout différents, comme les grains riziformes, les lipomes arborescents, etc., et certaines variétés de corps étrangers intra-articulaires. Mais, on n'était pas allé au delà de cette conception, un peu plus étendue, des accidents bacillaires. La même barrière anatomique se dressait toujours devant les cliniciens.

Esclaves de l'opinion régnante, ils n'avaient eu vraiment en vue jusqu'alors que les formes classiques de la tuberculose, formes que nous appelerons : *virulentes*, ou, mieux encore, *spécifiques*, par opposition, précisément, avec cette autre variété de tuberculose, la tuberculose *inflammatoire*, que nous avons mise au jour, et que nous nous proposons d'étudier. Ici, le criterium anatomique, dont nous parlions tout à l'heure, fait défaut. Nous nous trouvons en présence de lésions irritatives, para-tuberculeuses, qui ne diffèrent pas de celles produites par d'autres infections, par d'autres intoxications.

En deux mots, quitte à nous répéter, à côté de la tuberculose courante, si bien connue dans ses réactions : tubercules, pus, fongosités, etc., prend place une tuberculose mitigée, moins grave, essentiellement phlegmasique, ne se distinguant plus, dès lors, par ses produits réactionnels, des autres processus infectieux. C'est ainsi que, dans le domaine des arthropathies, pour ne citer qu'un exemple, l'action offensive de cette bacillose s'étend, depuis l'arthralgie, fugace, intermittente, continue, jusqu'à l'arthrite confirmée, tantôt sèche, plastique, ankylosante, tantôt séreuse, parfois purulente, et, avec exsudat de qualité, de quantité variables, jusqu'à la polyarthrite aiguë, chronique, noueuse, déformante, etc., en passant par des étapes, par des associations anatomiques variées, suivant la résistance du terrain, le degré de la virulence, etc.

Ce serait une erreur, toutefois, de confondre la *tuberculose inflammatoire, rhumatismale*, dont nous nous occupons, avec les tuberculoses connues sous le nom de : *tuberculoses atténuées*. Cliniquement ces deux variétés peuvent présenter les mêmes signes et se confondre, mais elles restent séparées, l'une de l'autre, par la présence de lésions spécifiques, qui existent dans la tuberculose atténuée, telle qu'elle a été décrite, aussi bien que dans la tuberculose virulente, et qui font, précisément, et généralement, défaut, dans la tuberculose rhumatismale ordinaire.

Est-ce à dire que le rhumatisme tuberculeux, comme nous le donnons à entendre, soit toujours fonction de lésions, simples, non spécifiques? Nous ne le pensons pas, par la bonne raison que plusieurs observations ont montré, depuis longtemps, que la granulie articulaire aiguë, par exemple (cas de Laveran), pouvait simuler un rhumatisme vrai, des plus graves.

Nous savons, d'autre part, combien la tuberculose est protéiforme dans ses lésions, dans ses symptômes, ce qu'explique bien la résistance individuelle de chaque sujet, la virulence des plus variables du bacille, de ses toxines. On comprend, dès lors, que les altérations des tissus ne soient pas constamment les mêmes, qu'elles n'affectent pas un type unique, qu'elles se succèdent, qu'elles se combinent, qu'elles se transforment les unes dans les autres [1].

Pour être plus clair, nous dirons : Le rhumatisme tuberculeux repose sur une double constatation, qui fait de lui une entité pathologique nouvelle :

1° *Constatation, au lit du malade, d'un pseudo-rhumatisme, tout à fait assimilable aux autres rhumatismes infectieux, pouvant se confondre avec le rhumatisme franc, et reconnaissant pour cause la tuberculose.*

2° *Constatation, sur la table d'opérations, à l'amphithéâtre, de lésions qui, le plus habituellement, n'ont rien de tuberculeux, au sens classique de ce mot. Il s'agit, en effet, de lésions exclusivement inflammatoires, à un moment donné, tout au moins, et qui ne se distinguent pas, de celles engendrées par d'autres infections.*

HISTORIQUE

Jusqu'à ces dernières années, la tuberculose rhumatismale s'était dérobée à l'attention des observateurs. Sans doute, à en juger par certains passages contenus dans des monographies anciennes, relatives à la tuberculose et au rhumatisme, dans les ouvrages classiques et dans des publications récentes, on avait reconnu, depuis longtemps, entre ces deux états pathologiques, certaines relations, limitées, d'ailleurs, le plus ordinairement, à la tuberculose pulmonaire et au rhumatisme chronique, déformant. C'est ainsi que Charcot, après avoir déjà signalé (Thès. inaug., Paris, 1853) la tuberculose pulmonaire comme une cause de mort dans le rhumatisme chronique, constate de nouveau (*Leçons sur les maladies des vieillards*, Paris, 1864) que la scrofule figure souvent dans les antécédents des sujets atteints de rhumatisme chronique, progressif; que la phtisie est alors remarquable par sa lenteur d'évolution, etc.

Avec Fuller, qui, dès 1860, dans son *Traité sur le rhumatisme, la goutte et la sciatique*, s'exprimait ainsi : « 119 malades, atteints de rhumatisme chronique, déformant, ont été interrogés au point de vue : antécédents tuberculeux; je n'en ai pas trouvé moins de 23 p. 100, soit 1 sur 5, qui

1. A. Poncet, Tuberculose : septicémique, rhumatismale, spécifique. Trilogie anatomique et clinique de l'infection bacillaire, in *Archives internationales de Chirurgie*, publiées par le Dr Ch. Willems. Vol. 1, fasc. I, Gand, 1903.

avaient perdu un père, une mère, plusieurs frères ou sœurs de phtisie. » Pollock, Trousseau, Peter, Guéneau de Mussy, Cornil, Besnier, etc., font des remarques analogues. Ils ne voient aucun lien rattachant ces deux affections, qui sont l'expression d'une même misère physiologique.

Telle est également l'opinion d'autres auteurs qui, dans divers mémoires, parmi lesquels nous citerons la thèse de Coyrard (Paris, 1888) et celle de R. Pouly (Lyon, 1902), reviennent sur les rapports de la tuberculose pulmonaire et du rhumatisme chronique, rapports qu'ils s'efforcent de préciser.

La plupart reconnaissent que ces deux états pathologiques se rencontrent fréquemment chez un même individu, mais ils leur dénient une relation pathogénique. « Tout ce qu'on peut dire, observe Coyrard, c'est que le rhumatisme chronique, progressif, des ascendants, doit agir comme cause prédisposante à la tuberculose des enfants, et inversement, mais on ne saurait aller plus loin. » Pouly est non moins affirmatif. « Le rhumatisme noueux, comme toute cause de déchéance de l'organisme, peut conduire à la tuberculose; mais, le plus souvent, ces deux affections paraissent avoir les mêmes causes prédisposantes (séjour dans des lieux humides et malsains, notamment), ce qui explique la fréquence de la tuberculose chez les rhumatisants noueux. »

Cette conception des rapports de la tuberculose et du rhumatisme, encore défendue aujourd'hui, parut toujours si naturelle, qu'après la remarquable thèse de Bourcy : *Déterminations articulaires des maladies infectieuses* (Thèse de Paris, 1883), alors que les pseudo-rhumatismes infectieux, mis à l'ordre du jour, étaient l'objet de nombreux et importants travaux (De Lapersonne, Lannelongue, Quinquaud, etc.), les manifestations pseudo-rhumatismales de la tuberculose ne furent même pas soupçonnées. Le professeur Bouchard avait, cependant déjà, avec sa grande autorité, formulé cette loi de pathologie générale : *que toutes les maladies infectieuses peuvent présenter, parmi leurs manifestations contingentes, des déterminations articulaires, distinctes du vrai rhumatisme, avec lequel elles se confondent cliniquement, et relevant de l'infection générale de l'économie, que cette infection soit la maladie première ou une infection surajoutée.*

Bonnet, dès 1845, dans son magistral *Traité des maladies des articulations*, auquel il faut toujours revenir lorsqu'on parle des maladies articulaires, fut le premier à signaler, avec des réserves sur leur nature, l'existence et la fréquence des manifestations rhumatismales chez les sujets atteints « de diathèse tuberculeuse ». Plusieurs de ces observations détaillées, qui sont de beaux exemples de rhumatisme tuberculeux, tel que nous le comprenons, et qui pourraient être publiées aujourd'hui sous cette rubrique, contiennent, en germe, les idées que nous défendons. A elles seules et à d'autres faits, déjà très bien interprétés par Gubler et son élève Powell (Thèse de Paris, 1874), se limite vraiment l'intérêt historique de cette question.

Nos premières recherches sur les rapports du rhumatisme et de la tuberculose remontent à une dizaine d'années. Maintes fois, nous avions alors, dans des leçons cliniques, appelé l'attention des élèves sur la transformation d'arthrites, dites rhumatismales, en tumeurs blanches, sur la coexistence, chez des phtisiques, du rhumatisme articulaire aigu, chronique, et de lésions nettement tuberculeuses des os, des articulations etc., mais c'est en 1896 qu'une observation clinique, dans l'espèce plus démonstrative, me révéla le rhumatisme tuberculeux (A. Poncet).

Il s'agissait d'un enfant de quinze ans, qui entra à notre clinique avec une coxo-tuberculose suppurée, et qui présentait, en dehors de lésions pulmonaires, dont la nature n'était pas douteuse, des synovites des gaines des poignets, des fléchisseurs des doigts, des polyarthrites multiples, à forme sèche, hydropique, etc., des articulations inter-phalangiennes entre autres. Il était également porteur d'une pléiade de ganglions cervicaux, et, quelques jours après son entrée à l'Hôtel-Dieu, il fut atteint d'un rhumatisme articulaire aigu, occupant les articulations des genoux, des deux pieds.

Toutes ces manifestations, articulaires et autres, si dissemblables d'apparence, nous semblèrent dues à une cause unique : le poison tuberculeux. Cette hypothèse, si simple, si vraisemblable, prit corps, chaque jour, davantage, par l'interrogation, par l'examen de nombreux bacillaires.

Le rhumatisme tuberculeux, né de l'observation clinique, se révélait bientôt à nous avec toutes les modalités des autres rhumatismes infectieux.

Il fut mentionné, pour la première fois, dans la thèse inaugurale du Dr Barjon : *Du syndrome rhumatismal chronique déformant*, etc. (Lyon, 1897). D'après les renseignements et les observations que nous lui avions communiqués, l'auteur put démontrer l'action, réellement efficiente, créatrice, de la tuberculose dans certains cas de rhumatisme chronique, déformant, dont le syndrome est, non pas consécutif à la tuberculose, mais effet direct de cette infection. « Une forme, écrit-il, dont nous avons eu l'occasion d'observer plusieurs exemples, et que nous n'avons trouvée décrite nulle part, est la *polyarthrite tuberculeuse*, *déformante*, ou *pseudo-rhumatisme chronique*, *déformant*, *tuberculeux*.

« Cette forme, qui simule, à l'examen superficiel, un rhumatisme chronique ordinaire, se montre chez des tuberculeux ou des fils de tuberculeux. La tuberculose paraît, jusqu'à un certain point, atténuée chez ces malades. Quand leurs poumons sont pris, ce qui n'est pas constant, les lésions bacillaires affectent, de préférence, la forme fibreuse, à marche lente. »

Cette même année, nous fîmes, au Congrès français de chirurgie (Paris, 1897), une communication sur le *pseudo-rhumatisme chronique tuberculeux*.

Son anatomie pathologique fut décrite avec soin, dans la même séance, par MM. L. Bérard et Destot, qui avaient déjà réuni douze observations de polyarthrite tuberculeuse déformante, avec radiographie à l'appui. L'étude de ce pseudo-rhumatisme fut encore reprise, à la fin de 1897, par notre élève Drevet (Thèse de Lyon, 1897).

Depuis lors, les faits se sont accumulés, multiples et variés. Nous avons reconnu et décrit des arthropathies aiguës, subaiguës, ankylosantes, etc., et des manifestations extra-articulaires, de même nature, d'un intérêt tout aussi grand.

Nos recherches, orientées dans cette nouvelle direction, nous ont permis d'élargir le cadre des manifestations de ce rhumatisme infectieux, dont l'importance s'accroît chaque jour.

Nous possédons actuellement un nombre considérable d'observations de rhumatisme tuberculeux, doublées, toutes les fois où la chose a été possible, d'un contrôle anatomique, expérimental et bactériologique. Elles confirment pleinement l'idée directrice de ce travail, énoncée au début : *que la tuberculose donne lieu à des arthropathies simulant les différentes variétés de rhumatisme articulaire.*

Depuis trois ans, surtout, nous avons entretenu, bien des fois, du rhumatisme tuberculeux, la Société de médecine et la Société des Sciences médicales de Lyon; — de nombreux rhumatisants tuberculeux ont été présentés à ces Sociétés. Nous n'avons cessé, dans des travaux personnels (*Bulletins de l'Académie de médecine*, 1901-1902, *Presse méd.*, 1901, etc.) et avec la collaboration des Drs Bérard, Destot, L. Dor, Patel, Delore, Thévenot (*Gaz. hebd.*, *Gaz. des hôpit.*, *Méd. moder.*, *Bullet. méd.*, *Rev. de chirurg.*, etc.), d'appeler l'attention sur le rhumatisme tuberculeux.

Son étude, dans ce laps de temps, a également fait l'objet de plusieurs thèses, soutenues à la Faculté de Lyon par MM. Borreil, Bouclier, Chambelland, Duc, Egmann, Géniaux, Levet, L.-F. Merson, Pouly, Trébeneau, Vaissade, Verdeau, Villedieu. On trouvera, du reste, à la fin de cette monographie, une bibliographie complète des publications parues sur le pseudo-rhumatisme d'origine bacillaire.

Il a inspiré, à Paris, les thèses de Galliard, de Cubertafon, en même temps qu'il était l'objet de publications, de communications fort intéressantes, à la Société médicale des Hôpitaux, de la part de MM. F. Bezançon, Galliard, H. Barbier, Griffon, Braillon, A. Jousset, etc.

Telle est l'histoire rapide de cette nouvelle variété de rhumatisme infectieux. — Son étude est à peine ébauchée; une foule de points restent à élucider, surtout pour la forme abarticulaire.

Dès maintenant, cependant, nous tenons à le présenter au lecteur, parce qu'il nous est possible d'en établir l'existence, de le définir dans ses grandes lignes, et parce que nous avons à cœur de voir un avenir prochain justifier nos idées, et ne laisser dans l'ombre aucune de ses manifestations.

ÉTIOLOGIE ET PHYSIOLOGIE PATHOLOGIQUE

L'évolution d'une tuberculose locale n'est pas forcément, avons-nous dit, la granulie, la caséification, etc., des tissus.

Qu'une inoculation bacillaire se fasse chez un sujet résistant; que cette inoculation soit, elle-même, en quantité minime; que sa virulence soit atténuée, ce sont autant de conditions favorables pour que les lésions tuberculeuses se développent lentement, sourdement, et se caractérisent surtout par des productions inflammatoires, à tendance fibreuse, cicatricielle. Si l'action du bacille de Koch est alors arrêtée par les phénomènes réactionnels de défense, avant l'élaboration des produits caséeux et la diffusion des toxines dans l'organisme, il est à prévoir que les lésions resteront localisées, et qu'elles n'auront sur l'état général qu'un retentissement minime ou nul. — Si, au contraire, l'inoculation est assez virulente pour qu'elles deviennent caséeuses, quelle que soit leur lenteur d'évolution, leur petit volume, qu'elles soient trop limitées ou trop profondément situées pour être perceptibles à nos moyens cliniques d'investigation, etc., des symptômes généraux se dérouleront concurremment, car il n'y a pas de développement bacillaire dans l'organisme sans que celui-ci soit impressionné, à distance, par la diffusion des toxines, dont la clinique et l'expérimentation nous ont appris la redoutable énergie.

La pathogénie du rhumatisme tuberculeux s'inspire de ces diverses considérations.

Théoriquement, il s'explique : 1° par la présence, au milieu des tissus, de bacilles, en petit nombre, d'une virulence amoindrie, etc. ; 2° par l'action seule des toxines élaborées peut-être dans le sang (bacillémie?) et, d'une manière plus certaine, dans un foyer, plus ou moins éloigné, d'où elles se répandent, au loin, par la voie vasculaire. N'admet-on pas la fréquence des tuberculoses latentes, ganglionnaires et autres, que peuvent seules déceler des injections de tuberculine?

Cette pathogénie, très concordante avec les faits que nous avons observés, paraît en désaccord avec les idées généralement admises sur les manifestations du bacille de Koch dans l'économie. Il existe, en effet, une réelle opposition, entre les lésions polymorphes, indifférentes, du rhumatisme bacillaire, et celles de la tuberculose classique, avec ses produits tuberculeux, etc.; mais cette opposition apparente, reliquat d'une conception erronée, ou tout au moins trop étroite, des lésions bacillaires, dont nous avons déjà signalé le fâcheux absolutisme, cette opposition tend à disparaître avec les notions nouvelles, acquises pendant ces dernières années.

On sait, en effet, que le bacille de Koch, comme la plupart des microbes, suivant, encore une fois, son degré de virulence, suivant l'individualité du sujet infecté, etc., détermine des réactions défensives, allant en série, depuis la tolérance complète jusqu'aux lésions aiguës, diffuses, en passant par tous les intermédiaires; on sait qu'il se révèle par des lésions inflammatoires initiales, non précédées de lésions destructives antérieures; enfin qu'il séjourne à l'état larvé, etc., sans trahir sa présence. Jaksch, Nakavaï ont rencontré des bacilles dans le parenchyme de testicules sains, en apparence. Piccini, Frænkel, etc., ont fait les mêmes constatations dans les ganglions; Durand-Fardel, dans le rein, etc., et nous-même, dans la moelle osseuse (L. Dor).

Ce polymorphisme apparaît, avec toute sa netteté, dans certaines tuberculoses locales, en particulier au niveau des ganglions et de l'intestin. Dans les ganglions, il donne lieu, le plus habituellement, à des adénites bacillaires classiques. Il est aussi l'agent causal de lymphomes, de lymphadénies avec hypertrophie ganglionnaire énorme et mégalosplénie (Bard, Sabrazes, Delbet, P. Berger et F. Bezançon, P. Courmont, Broca, etc.), longtemps considérées comme étant de nature néoplasique. Il produit encore l'hypertrophie ganglionnaire simple (Verneuil, Poncet, Dor, etc). Dans l'intestin ne voit-on pas également, à côté d'ulcérations bien connues, des tuberculoses sèches, hypertrophiques, *fibreuses d'emblée*? (Patel.)

Ce même polymorphisme, dont les synovites, séreuses, à grains riziformes, etc.[1], sont un beau spécimen, se retrouve aussi dans la tuberculose des os.

Actuellement, les altérations osseuses typiques ou, du moins, qui sont considérées commes telles, sont celles où la virulence atteint déjà un degré élevé, depuis la carie sèche de Volkmann jusqu'à la granulie osseuse, en passant par les diverses variétés de tuberculose enkystée, d'infiltration tuberculeuse.

La carie sèche, qui est la forme la plus bénigne, n'a été rangée dans les lésions tuberculeuses qu'après de longues controverses, et ce sont les mêmes arguments invoqués autrefois contre son origine tuberculeuse que l'on réédite, de temps à autre, contre le rhumatisme tuberculeux. On doit, cependant, admettre des modalités encore plus atténuées, dans lesquelles, non seulement le tissu osseux ne se laisse pas détruire, mais résiste énergiquement, en édifiant des produits plastiques, véritables éléments de défense. Pilliet (*Soc. anat.*, 1897) a précisément montré qu'il existe fréquemment, au voisinage des foyers d'ostéite tuberculeuse, des irritations périostiques, se traduisant par la formation d'ostéophytes, signes de réaction défensive du tissu osseux, capable de lutter encore et de triompher d'infections mitigées, trop faibles pour réaliser le nodule tuberculeux classique.

Dans le même ordre de faits rentrent les exostoses spontanées de quelques tuberculeux viscéraux, dont le système squelettique paraissait antérieurement sain. Ce sont là encore des néoformations uniquement inflammatoires, traduisant une bacillose osseuse bénigne.

Les bacilles peuvent également séjourner dans la moelle osseuse, y rester inclus sans révéler leur présence par des altérations anatomiques appréciables. C'est ainsi qu'on les trouve à distance des ostéo-arthrites tuberculeuses, dans un canal médullaire enflammé.

Il est donc démontré que la plupart des tissus résistent, suivant certaines circonstances, aux atteintes directes du bacille de Koch. Cette résistance est essentiellement variable suivant la nature de chacun d'eux. — Quelques-uns semblent indifférents, *aréactionnels*; ils se laissent passivement détruire. D'autres réagissent tardivement, et leur prolifération défensive est toujours précédée d'un processus ulcéreux, parfois très limité, mais nécessaire pour exciter leur plasticité.

1. Dans des expériences déjà anciènnes, MM. Louis Dor et Jules Courmont avaient vu des injections intra-veineuses de tuberculose atténuée, pratiquées chez des lapins, donner naissance à des arthrites fongueuses, *séreuses et autres*, d'inégale gravité. (*Société de Biologie*, nov. 1890, fév., 1891 et *Annales de l'Œuvre de la tuberculose*, 1891.)

2. Des exostoses tuberculeuses, Mailland, *Revue de chirurgie*, 1902.

C'est à l'extrême sensibilité de ce pouvoir réactionnel que certains tissus (les séreuses, en particulier) doivent la propriété de réagir, sans inoculation directe, à distance d'un foyer tuberculeux en développement, sous l'influence des poisons, des toxines, fabriqués au loin. C'est aussi pendant l'évolution d'une tuberculose latente, alors que les phénomènes généraux, fièvre, amaigrissement, etc., sont les seuls indices d'un état infectieux, qu'éclatent ordinairement ces manifestations inflammatoires, sur les articulations, les séreuses, et sur les viscères, les muscles, les nerfs, etc., accidents d'allure variable présentant les caractères cliniques du rhumatisme tuberculeux.

On les rencontre chez tous les bacillaires, et à toutes les périodes de la maladie, mais surtout dans les tuberculoses lentes, chez des sujets que la toxi-infection a, pour ainsi dire, immunisés, par une sorte de vaccination préalable qui augmente leur défense (démonstration expérimentale de F. Bezançon et V. Griffon).

Ces deux termes, atténuation de la virulence toxi-microbienne et augmentation relative de la résistance de l'organisme, justifient la sensibilité particulière des séreuses et des synoviales (elles se comportent alors de la même façon que les autres séreuses) à l'action de ces produits microbiens. Ils confirment les notions généralement admises sur le mode de réaction de ces tissus, dans la plupart des infections.

Ce sont, en effet, les infections légères, chez des gens résistants, qui s'accompagnent, le plus souvent, de localisations sur les séreuses. Les microbes très virulents produisent, au contraire, des septicémies diffuses, plutôt que des localisations morbides. A ce point de vue, le bacille de Koch se comporte comme les autres agents pathogènes, il possède même, plus que tout autre, le privilège d'éveiller des inflammations dans plusieurs séreuses à la fois (Vierordt), simultanément, ou à intervalles plus ou moins longs.

Il était nécessaire de rappeler ces notions de pathologie générale pour faire comprendre notre pensée. Elles nous ont permis de dégager le rhumatisme tuberculeux des différentes lésions, avec lesquelles on l'avait jusqu'alors confondu, de réunir, en un tout, ses éléments épars, de démontrer enfin son importance séméiologique, comme syndrome révélateur de la tuberculose larvée.

La clinique nous a mis sur la voie de ce pseudo-rhumatisme, l'expérimentation, le laboratoire en ont confirmé la nature.

Sans prétendre que toute manifestation articulaire chez un tuberculeux soit d'origine tuberculeuse, instruits par l'expérience, nous pouvons dire, cependant : *de même que chez un blennorrhagien, indemne d'une autre infection, une manifestation articulaire, spontanée, quelconque, doit être considérée comme étant, à priori, de nature blennorrhagique, toute arthrite chez un tuberculeux doit être, aussi, et de la même façon, rapportée à la tuberculose.*

Un premier argument en faveur de cette opinion est fourni par la fréquence des lésions rhumatismales chez les bacillaires. — Un de nos élèves, le Dr Trebeneau, a interrogé 100 tuberculeux médicaux ou viscéraux et 100 malades porteurs de tuberculoses chirurgicales, pris au hasard dans les différents services hospitaliers : 34 d'entre eux ont présenté, avant ou pendant leur tuberculose, des accidents articulaires, qui ont été des arthralgies dans 19 cas, et 15 fois des synovites aiguës, subaiguës ou chroniques.

Le Dr F.-O. Merson, qui avait été atteint de rhumatisme tuberculeux, a poursuivi, cette année, la même enquête aux Sanatoria de Leysin. — Ses chiffres (1 rhumatisant sur 5 malades) sont proportionnellement plus élevés que les précédents, ce qui était à prévoir, en raison du milieu spécial où il observait[1].

Cette fréquence des accidents articulaires laisse bien supposer qu'il ne s'agit pas d'une coïncidence fortuite. A ce propos, nous ferons remarquer que l'identité de nature de phénomènes pathologiques multiples, chez un même malade, chez un même infecté, est presque une loi clinique. Cette observation générale est, dans tous les cas, d'un précieux secours diagnostic. Pour les autres rhumatismes infectieux, n'est-ce pas sur la loi de coïncidence que repose, en grande partie, leur pathogénie?

L'histoire du malade, ses antécédents héréditaires et personnels, la marche, l'association, la succession des lésions, la transformation d'arthrites manifestement rhumatismales en arthrites tuberculeuses typiques, fongueuses, suppurées, etc., le balancement d'accidents pleuro-pulmonaires et articulaires, l'apparition d'hémoptysies dans le cours, à la fin d'un rhumatisme articulaire aigu, etc., etc., voilà encore de nouveaux arguments pour une étiologie unique.

Cette dernière nous a, du reste, été démontrée, chez plusieurs malades, par la recherche du bacille de Koch dans les liquides articulaires, par leur inoculation au cobaye. Nous avons eu également recours aux méthodes nouvelles d'investigation : séro-diagnostic d'Arloing et P. Courmont, cyto-diagnostic de Widal et Ravaut, inoscopie de Jousset, etc.

La recherche du bacille de Koch, dans les liquides et les sérosités articulaires, est le plus ordinairement négative; le fait n'a rien qui doive nous étonner. — Il en est de même dans la tuberculose de la plupart des séreuses, par suite du nombre restreint, de l'absence fréquente des bacilles dans ces épanchements.

Quant à la preuve expérimentale par l'inoculation au cobaye, elle nous a été donnée plusieurs fois (L. Dor). C'est ici, cependant, l'occasion de rappeler, avec le professeur Landouzy, au sujet de la tuberculose des grandes séreuses, « que l'inoculation possède une valeur absolue, quand le résultat est positif, mais que les résultats négatifs doivent être interprétés ». Il faut, en effet, se souvenir alors que, dans ces exsudats séro-fibrineux, les bacilles sont peu nombreux, souvent peu virulents, etc.

1. Dans une récente communication à la Société de médecine de Lyon (juin 1903) : *Du rhumatisme tuberculeux chez les sujets atteints de lupus et de tuberculoses cutanées*, M. Bouveyron, chef de clinique du prof. Gailleton (Hospice de l'Antiquaille), a donné une proportion plus forte encore : chez 12 malades sur 30, il a noté le rhumatisme articulaire.

Positive, l'expérience a une valeur capitale; négative, elle ne saurait aller à l'encontre des faits cliniques.

Les bacilles peuvent, en outre, faire complètement défaut dans les épanchements, dans les tissus enflammés, comme les agents pathogènes d'autres rhumatismes infectieux.

C'est plus volontiers, semble-t-il, dans les synovites aiguës, avec hydarthrose, que l'on doit songer à la présence des bacilles, tout au moins; c'est seulement, avec de telles sérosités, que nos expériences ont été probantes, comme dans la belle observation de MM. Dieulafoy et Griffon (*loc. cit.*).

Il s'agissait, dans les deux cas, d'une forme mono-articulaire, d'une synovite hydropique aiguë des genoux, qui guérit complètement après la ponction, et après quelques semaines de traitement.

Quant aux inoculations des liquides d'arthrites chroniques, elles ont toujours été négatives entre nos mains.

Dès nos premières recherches, nous avons parlé d'arthropathies toxiques, dues à la localisation sur les jointures du virus tuberculeux, et nous avons évoqué les arthralgies, les synovites maintes fois observées (Lannelongue, Poncet, etc.) après des injections sous-cutanées de lymphe de Koch.

A côté de synovites bacillaires s'en trouvent donc d'exclusivement toxiques, par tuberculinisation locale, alors qu'il existe, quelque part, un foyer, plus ou moins profond, étendu, de tuberculose latente, ou non, d'où partent les toxines.

Il est à supposer encore, en tenant compte de la bilatéralité, de la symétrie de certaines arthropathies, qu'elles dépendent d'une infection bacillaire du système nerveux central, périphérique. On comprend alors d'autant mieux les résultats négatifs de l'inoculation.

Mais, que les recherches bactériologiques, que l'expérimentation révèlent, ou non, la présence des bacilles dans les exsudats, dans les tissus enflammés, il importe peu, au point de vue du mode de production des lésions. *Elles sont toujours dues aux toxines*, que les bacilles les sécrètent sur place ou à distance. — Le bacille, est-il nécessaire de le rappeler, n'agit pas mécaniquement, mais par les poisons qu'il sécrète, et cela exclusivement, d'où la désignation justifiée de : *pseudo-rhumatisme d'origine bacillaire*. — Entraîné au loin par la circulation, le virus frappe, en vertu d'une affinité de cause inconnue, tel organe, tel appareil, etc., plutôt que tel autre.

Les conditions favorables au développement du rhumatisme tuberculeux sont celles de la tuberculose en général. Elles n'ont, dans l'espèce, rien de spécial. On le rencontre dans toute tuberculose, quels que soient son siège, ses variétés; souvent, nous l'avons dit déjà, dans les formes à marche lente et torpide. Il se voit à tout âge, chez l'adulte, chez le vieillard comme chez l'enfant; chez ce dernier, il n'est pas rare, ainsi qu'il résulte des observations de M. Patel, et de celles plus récentes de M. H. Barbier. On le confond volontiers, dans la forme ostéo-arthralgique surtout, avec les douleurs de croissance.

Il est, de plus, telle spinalgie, telle coxalgie, tel mal de Pott, etc., guérissant rapidement, qui ne sont autres, ainsi que nous le verrons plus loin, que des atteintes bénignes de rhumatisme tuberculeux. Il frappe parfois plusieurs membres d'une même famille (*Rhumatisme tuberc. familial*, L. Thévenot), surtout, lorsque, dans les antécédents héréditaires, se mélangent le rhumatisme vrai (maladie de Bouillaud) et la tuberculose.

L. Bérard pense que la douleur du genou dans la coxo-tuberculose pourrait bien être due, chez les enfants entre autres, à une gonalgie de nature tuberculeuse.

A. — RHUMATISME TUBERCULEUX ARTICULAIRE

Formes cliniques et symptomatologie.

Les accidents articulaires d'origine bacillaire se présentent sous trois formes différentes.

Tantôt ce sont de vagues douleurs, spontanées ou provoquées, plus ou moins localisées aux articulations, ou s'étendant dans la continuité des membres. Tantôt ce sont des arthrites aiguës, subaiguës, mono-, polyarticulaires, offrant tous les caractères du rhumatisme franc, d'un pseudo-rhumatisme; tantôt ce sont des arthropathies chroniques, offrant l'aspect de telle ou telle variété de rhumatisme chronique, assez ordinairement l'aspect noueux, déformant.

I. **Arthralgies.** — Depuis longtemps l'attention a été attirée, chez les tuberculeux avérés, sur la fréquence et sur le caractère des douleurs à distance, au loin, des lésions locales (Beau, Perroud, Weill, etc.).

Nous signalerons, en passant, à côté de beaucoup d'autres manifestations douloureuses : les myalgies, les hyperesthésies musculaires, les névralgies, faciales, intercostales, les sciatiques, etc., enfin, les arthralgies qui sont souvent des ostéo-arthralgies.

Les douleurs articulaires rhumatoïdes sont communes : — elles apparaissent spontanément ou sous l'influence de la pression, elles sont plutôt sourdes, imprécises qu'aiguës, violentes.

On les rencontre dans toutes les articulations : grandes, petites articulations, articulations temporo-maxillaires, vertébrales, etc. Elles sont parfois le prélude d'une attaque de rhumatisme aigu, de localisations articulaires. Elles compliquent fréquemment ces dernières.

Chez les enfants, chez les jeunes gens en cours de développement, on a dû certainement prendre des ostéo-arthralgies d'origine tuberculeuse pour des ostéites, pour des douleurs de croissance, etc., d'autant mieux qu'elles se montrent, de préférence, comme ces dernières, au niveau des portions juxta-épiphysaires des os longs.

Nous avons souvenance de fausses coxalgies, de pseudo-maux de Pott, etc., de cette nature, dont la guérison rapide et, plus tard, l'apparition de tuberculoses graves, imposent ce diagnostic rétrospectif.

II. **Arthrites rhumatismales tuberculeuses aiguës et subaiguës.** — Cette deuxième forme du rhumatisme tuberculeux est caractérisée par une ou plusieurs arthrites aiguës, subaiguës, frappant un nombre plus ou moins grand de jointures, et donnant le tableau clinique du rhumatisme articulaire aigu franc (maladie de Bouillaud). Elle est moins fréquente que la précédente. Sur 34 cas de rhumatisme tuberculeux, Trebeneau l'a rencontrée 12 fois. Elle est, par contre, beaucoup mieux accusée; le gonflement, les phénomènes inflammatoires locaux appelant immédiatement l'attention.

Ces accidents articulaires se montrent dans le cours d'une tuberculose existante, médicale, chirurgicale, dans la période germinative d'une tuberculose viscérale, ou encore, comme première et comme unique manifestation, pendant un temps plus ou moins long, de l'infection bacillaire. Egmann rapporte dans sa thèse 3 observations sur 16 où ils précédèrent la phtisie pulmonaire.

Les signes cliniques du rhumatisme tuberculeux aigu ne se différencient guère de ceux du rhumatisme franc et des pseudo-rhumatismes aigus. — La soudaineté de son début, la plupart du temps brusque, sans prodromes, rappelle les arthropathies infectieuses, celles de la blennorrhagie, par exemple.

On l'observe surtout au niveau des grandes articulations : genoux, hanches, en premier lieu, puis, par ordre décroissant, coudes, poignets, cou-de-pied, etc.

L'habitus du malade, le pouls, la température, etc., dépendent bien plus du degré de l'infection générale que des arthropathies, qui n'en sont qu'une manifestation. Un état grave, avec des lésions articulaires de moyenne intensité, est souvent une présomption en faveur du rhumatisme tuberculeux.

Certaines particularités dans le début de ce rhumatisme, ses terminaisons méritent d'être signalées. Il peut se montrer, à plusieurs reprises, à des mois, à des années d'intervalle, par poussées successives, séparées par des périodes de calme complet, caractère important à souligner, car c'est encore une cause de confusion avec le rhumatisme articulaire franc.

Sa durée varie. Il disparaît en quelques jours, ou persiste pendant des semaines, avec des rémissions et des exacerbations. Tantôt il évolue, de jointure en jointure, à la façon du rhumatisme vrai; tantôt il affecte une allure traînante, récidivante, avec des crises douloureuses qui, lorsqu'elles se répètent, sont un indice précurseur du rhumatisme chronique déformant. Tantôt, encore, il se localise sur une ou plusieurs jointures avec une fixité désespérante, qui rappelle certaines arthropathies gonococciennes. — La transformation en une arthrite plastique, chronique, ou en une synovite fongueuse n'est pas rare. — Dans maintes circonstances, les accidents articulaires disparaissent sans laisser de traces. Parfois, au contraire, ils ont d'emblée une allure sévère au point de vue fonctionnel, et il est telle forme de *rhumatisme tuberculeux ankylosant* qui frappe les grandes articulations, la colonne vertébrale, etc., et qui évolue fatalement vers l'ankylose.

Le rhumatisme articulaire aigu, ainsi, d'ailleurs, que toutes les autres formes du rhumatisme tuberculeux, survient, avons-nous dit, chez des tuberculeux en évolution, chez des phtisiques, etc., et chez des sujets bien portants jusqu'alors, ou plus ou moins suspects d'infection bacillaire.

L'intérêt clinique n'est évidemment pas le même dans les deux cas. Chez les premiers, c'est un épisode d'un pronostic variable, qui peut aboutir à des désordres articulaires graves, mais qui ne modifie pas essentiellement la situation pathologique. Chez les seconds, le rhumatisme ouvre la scène, et prend, à toute espèce de points de vue : diagnostic, pronostic, traitement, etc., une importance de premier ordre.

Nous étudierons séparément ces deux variétés sous les noms de : *rhumatisme articulaire aigu primitif* et de : *rhumatisme articulaire aigu secondaire* ou *consécutif*.

En raison de son plus grand intérêt, nous décrirons d'abord le rhumatisme articulaire primitif.

a. Rhumatisme articulaire aigu tuberculeux primitif. — Il se présente sous deux formes principales : 1° la forme aiguë, diffuse, généralisée à d'autres séreuses; elle rappelle, par ses symptômes, par sa gravité, la granulie articulaire ou tuberculose aiguë des synoviales; 2° la forme aiguë, subaiguë, simple, de beaucoup la plus fréquente.

1° *Forme aiguë, diffuse.* — Elle est caractérisée par l'apparition soudaine, chez des sujets en pleine santé, le plus souvent déjà en imminence pathologique (état général laissant à désirer, amaigrissement, surmenage, etc.), d'arthrites aiguës, avec fièvre, élévation de température, etc., et par des symptômes généraux, rapidement graves. Peu après éclatent des manifestations inflammatoires, simultanées ou successives, sur la plupart des grandes séreuses : plèvres, péritoine, méninges, etc. Chaque localisation nouvelle est accompagnée d'ascension thermique, de recrudescence des symptômes généraux. La guérison peut survenir, mais ordinairement le malade succombe avec des localisations diverses.

Les arthropathies, dont l'importance s'efface devant la malignité des autres inflammations, persistent jusqu'à la fin. Leur affection peut durer pendant des mois avec des exacerbations et des rémissions passagères.

Le principal intérêt de ce type clinique réside dans l'apparition des arthropathies, comme prélude d'autres lésions plus graves, d'une tuberculose généralisée des séreuses, par ex. La première observation de rhumatisme tuberculeux, publiée par M. F. Bezançon, schématise, à merveille, ce type clinique. (*Pseudo-rhumatisme tuberculeux. Tuberculose généralisée des séreuses,* Soc. méd. des Hôp., 1901.)

La malade était une jeune femme, jusqu'alors bien portante, qui fut atteinte de polyarthrites aiguës, d'allure sévère. On porta le diagnostic de rhumatisme articulaire aigu vrai; — on donna du salicylate de soude, à hautes doses, sans aucun résultat. — Pendant trente jours, l'état de la malade resta stationnaire, sans amélioration ni aggravation, jusqu'au jour où elle présenta des signes d'endocardite, puis, successivement, des phénomènes de méningite, de pleurésie, de péritonite, qui entraînèrent la mort. — La maladie avait duré près d'un an.

Cette variété de rhumatisme tuberculeux généralisé, diffus, si nous pouvons nous servir de cette expression, est très voisine de la granulie articulaire aiguë, que M. Laveran décrivit un des premiers, sous le titre de :

Tuberculose aiguë des synoviales (*Progrès médical*, 1876), à propos d'un jeune soldat qui vint mourir dans son service, où il avait été envoyé avec le diagnostic de : Rhumatisme articulaire aigu. A l'autopsie on trouva une éruption miliaire sur la plupart des synoviales.

Les accidents articulaires sont, dans les deux cas, ceux du rhumatisme aigu. — La forme généralisée n'a pas, cependant, la marche rapide, foudroyante, de la tuberculose aiguë des synoviales. A cela près, la confusion est inévitable. Par contre, la présence des tubercules, des granulations dans les jointures (granulie confluente), distingue les deux affections : elle les sépare anatomiquement.

Nous ne nous étendons pas longuement sur la granulie articulaire aiguë primitive. Empis la niait. Elle est, dans tous les cas, très rare (Cornil), eu égard à la fréquence des autres variétés d'arthrites, qui constituent le rhumatisme tuberculeux. Elle ne leur emprunte que l'allure.

Si la granulie articulaire aiguë, primitive, est particulièrement rare, il doit en être de même de la granulie discrète de Bard. — D'après ce que nous avons vu, et en tenant compte de la mobilité de certaines synovites, de leur disparition rapide, etc., nous ne pensons pas que la granulie discrète joue un plus grand rôle, dans la genèse du rhumatisme tuberculeux, que la granulie confluente.

2° *Forme aiguë, subaiguë, simple.* — Cette forme est la plus commune. Elle est aussi la plus intéressante et la plus utile à bien connaître, en raison de sa valeur séméiologique et de son importance nosologique.

Deux phases président au développement des accidents.

La première est occupée par des manifestations articulaires aiguës, qui dissimulent, par leurs symptômes bruyants, la tuberculose, ignorée, encore latente. L'apparition de lésions tuberculeuses plus virulentes, dans une articulation ou dans un autre organe, et l'évolution des arthropathies rhumatismales du début, remplissent la deuxième période.

Les accidents articulaires initiaux ne présentent rien de bien particulier. Ils se manifestent par une ou plusieurs poussées polyarticulaires, dont les caractères locaux sont ceux du rhumatisme vrai. Rien de variable comme la marche et la durée de ces attaques. Elles cèdent en quelques jours, se succèdent à intervalles réguliers, ou s'éternisent pendant des semaines et des mois, *et le traitement salicylé est sans action.*

L'état général, qui déjà auparavant laissait à désirer, s'altère davantage. Le malade maigrit, perd ses forces, son appétit disparaît, la fièvre angmente, etc., et l'on voit se dérouler, au complet, le cortège symptomatique de la tuberculose latente, alors que les accidents articulaires continuent seuls à appeler l'attention. Sans doute, devant l'échec du traitement spécifique, devant ce rhumatisme bizarre, tenace, on s'étonne, on pense à un pseudo-rhumatisme, on en cherche vainement la cause, et on ne songe pas à la bacillose. Peu à peu les manifestations articulaires s'atténuent, les arthropathies se localisent sur une ou plusieurs jointures, elles prennent une marche chronique, ou elles disparaissent. Au prétendu arthritique succède un tuberculeux véritable. Alors commence la deuxième période, qui, suivant la localisation bacillaire et suivant la terminaison des arthrites du début, présente des types cliniques différents.

α. Dans un premier type, la tuberculose a frappé un organe quelconque : le poumon, l'intestin, le testicule, etc., et les arthropathies rhumatismales disparaissent sans laisser de traces. Leur rétrocession se fait dès les premiers symptômes de la tuberculose viscérale, ou beaucoup plus tard. Le rhumatisme tuberculeux et la tuberculose viscérale évoluent alors, côte à côte, sans paraître s'influencer mutuellement, pendant des semaines, et même des mois. Un de nos malades avait encore des arthrites aiguës trois mois après le jour où il avait ressenti les premières atteintes d'une orchite bacillaire. Parfois enfin, le rhumatisme disparaît avant l'éclosion de la tuberculose qu'il précède. Un temps variable s'écoule alors entre la guérison ou des arthrites et le début de la nouvelle localisation, sans phénomènes pathologiques spéciaux.

Cette variété de rhumatisme tuberculeux offre cette double particularité, comme le rhumatisme vrai, de guérir complètement, et de ne laisser aucune trace de son passage dans les articulations envahies.

β. Dans un deuxième type, les arthropathies se fixent définitivement sur une ou deux jointures; elles se transforment progressivement en arthrites fongueuses, suppurantes, etc. Cette transformation se fait après une première attaque de rhumatisme articulaire aigu, et à la suite de plusieurs attaques antérieures. L'évolution en est parfois très lente. L'articulation atteinte reste un peu gonflée, douloureuse dans certains mouvements, et, de temps à autre, après des fatigues, des efforts, des poussées inflammatoires surviennent, pour disparaître dans la suite, mais non complètement (arthrites réchauffées). Cet état local se prolonge parfois pendant des années, on croit encore à un rhumatisme chronique, alors que des signes, par exemple, de phtisie pulmonaire se manifestent et, pour le clinicien, même le moins avisé, fixent définitivement le diagnostic de la maladie articulaire.

Peu à peu, cependant, la situation se dessine. L'articulation malade augmente de volume, elle devient douloureuse en certains points et à la pression, et l'on assiste à l'évolution d'une synovite fongueuse, d'une ostéo-arthrite tuberculeuse. Déjà, avant l'apparition des fongosités, de la suppuration, la sérosité articulaire recueillie par la ponction rend le cobaye tuberculeux.

Lorsque la tuberculose spécifique envahit plusieurs jointures, elle peut prendre des formes différentes : synovite fongueuse, synovite plastique, avec ou sans grains riziformes, *hydrops tuberculosus*, etc.

γ. Un troisième et dernier type consiste dans la transformation d'une des arthrites initiales en une arthrite chronique simple.

Au commencement, la marche de l'affection est semblable à celle des types précédents, mais les lésions restent celles des lésions inflammatoires chroniques. Sa nature est ordinairement indiquée par l'évolution d'un autre foyer tuberculeux développé dans les poumons, le testicule, les ganglions, etc.

Nous aurons l'occasion de revenir sur ces arthropathies chroniques et sur leurs caractères cliniques spéciaux.

b. Rhumatisme articulaire aigu secondaire ou consécutif (Arthrites aiguës chez des tuberculeux avérés). — Ce rhumatisme aigu secondaire, c'est-à-dire survenant au cours de lésions tuberculeuses, cliniquement appréciables, n'est pas rare. Son étude ne comporte pas de longs développements, après ce que nous avons dit des arthrites primitives.

Jusqu'à ce jour, on ne voyait guère dans ces accidents articulaires que des manifestations arthritiques, et elles étaient considérées comme d'un heureux présage, en raison du prétendu antagonisme entre l'arthritisme et la tuberculose. — Cet antagonisme n'existe malheureusement pas; le prétendu arthritique tuberculeux n'est qu'un vulgaire tuberculeux, atteint de rhumatisme tuberculeux. — Dès le premier jour, les arthrites ont été de nature bacillaire.

Nous sommes loin de l'époque où, avant la découverte du bacille, il fallait admettre une combinaison des diathèses, des *métissages* (Pidoux) pour expliquer la *tumeur blanche rhumatismale.* — La notion si simple du rhumatisme tuberculeux éclaire singulièrement quantité de lésions d'une interprétation difficile, incomplète. L'excellente thèse d'agrégation de Bouilly (*Comparaison des arthropathies rhumatismales, scrofuleuses et syphilitiques*, Paris 1878) est, à ce dernier point de vue, des plus instructives.

Chez les tuberculeux rhumatisants, on observe fréquemment, comme dans d'autres rhumatismes, un balancement entre les accidents articulaires et les lésions viscérales; lorsque les uns retrocèdent, les autres s'aggravent. — Cette bascule des phénomènes pathologiques est généralement signalée par les malades, dès le premier examen. Elle est la règle, jusqu'au jour où une localisation grave (ostéo-arthrite tuberculeuse d'une grande articulation : hanche, genou, etc., mal de Pott, ramollissement d'un sommet, etc.) se produit. Il n'en est pas moins vrai qu'il s'agit, le plus communément, de lésions bacillaires atténuées, à évolution fibreuse, par conséquent plutôt lentes, torpides, et de tels sujets vivent souvent pendant de longues années.

Nous ne contestons pas l'influence de l'arthritisme sur le développement, sur la marche de la tuberculose, nous disons seulement que les lésions qualifiées d'arthritiques sont des lésions tuberculeuses.

III. **Rhumatisme tuberculeux chronique.** — Cette variété de rhumatisme articulaire est chronique d'emblée, ou succède à une ou à plusieurs attaques de rhumatisme aigu, subaigu.

Il survient chez des tuberculeux médicaux et chirurgicaux. Il revêt cliniquement l'apparence du rhumatisme chronique vrai, avec ses signes classiques. Comme ce dernier, il peut se terminer par la guérison; mais, le plus souvent, il est entrecoupé de poussées subaiguës et fébriles, avec rémissions incomplètes, en même temps que s'aggravent l'état local et l'impotence fonctionnelle.

Il existe, d'après les symptômes articulaires, trois variétés principales de rhumatisme chronique. Chacune peut se montrer à l'état isolé, mais elle peut aussi s'associer avec les autres.

1° La *poly-arthrite chronique déformante tuberculeuse* appartient au syndrome clinique du rhumatisme chronique déformant. On l'observe sur la plupart des jointures : poignet, genou, épaule, hanche, etc., spécialement au niveau des petites articulations des mains et des pieds, où les déformations sont des plus frappantes.

Cette forme de rhumatisme se rencontre à tout âge; elle apparaît, le plus ordinairement, aux environs de la vingtième année; elle n'est pas très rare chez les enfants. Drevet (*loc. cit.*) l'a signalée chez un enfant de trois ans, et chez deux autres enfants, âgés de dix et treize ans. La tuberculose se retrouve toujours chez ces malades sous une forme quelconque, habituellement peu virulente : pleurésie ancienne, ganglions tuberculeux, etc., notamment. Quand les poumons sont pris, ce qui n'est pas constant, les lésions affectent, de préférence, la forme fibreuse, à marche chronique.

MM. Bérard et Destot divisent ces malades en trois catégories : 1° les sujets indemnes de manifestations tuberculeuses personnelles, mais de souche bacillaire; 2° les malades dont les polyarthrites ont été précédées d'autres localisations tuberculeuses, pulmonaires ou viscérales; 3° ceux atteints d'une tumeur blanche d'une grande articulation, avant le début des polyarthrites.

Cliniquement, l'évolution de la polyarthrite déformante est subordonnée aux circonstances adjuvantes et aux lésions coexistantes, mais les symptômes articulaires, les déformations entre autres, en sont indépendantes. Elles se succèdent dans un ordre à peu près constant.

Au début, le gonflement progressif de l'articulation est un des premiers phénomènes qui attire l'attention. D'abord diffus, mal limité, ce gonflement diminue peu à peu, il permet de reconnaître les déformations des têtes osseuses, et leur usure graduelle. On constate alors tout autour de l'interligne une sorte de bourrelet saillant, rénitent, produit par un exsudat intra-articulaire, ou par un épaisissement plus ou moins fongoïde des parties molles.

Pendant cette première période, les douleurs manquent rarement, mais leur intensité varie. Tantôt elles se présentent sous forme de crises aiguës, tantôt elles sont sourdes et continues. Il est des malades que le froid soulage, il en est d'autres, plus nombreux, qui recherchent la chaleur. La température atmosphérique, l'état hygrométrique de l'air, etc., ont une influence réelle sur ces phénomènes douloureux. La plupart des malades sont soulagés par les frictions, les massages locaux, et quelquefois par la mobilisation, car, sauf tout à fait au commencement, à la période aiguë, les mouvements provoqués sont bien tolérés.

A la suite de l'atrophie des têtes osseuses, de la distension de la capsule et des altérations de l'appareil ligamenteux, il survient un certain degré de laxité articulaire. Si alors on mobilise légèrement la jointure, on perçoit des frottements, de la crépitation, des craquements, par suite de la disparition des cartilages, et de l'usure des surfaces osseuses. L'articulation disloquée se déforme, elle prend des attitudes vicieuses, faciles à corriger dans les premiers temps, mais bientôt rendues permanentes par la rétraction des tendons, des tissus aponévrotiques, etc. Les mouvements disparaissent; l'extension des doigts, d'abord gênée, devient impossible, la flexion demeure imparfaite et sans force, puis les doigts déformés s'immobilisent en demi-flexion, la main s'incline vers son bord cubital. L'atrophie musculaire, des troubles trophiques variés complètent le tableau. L'importance fonctionnelle est plus ou moins complète.

Cet ensemble clinique offre des variantes. L'affection peut s'arrêter dans son évolution, avant le commencement de la seconde période, et ne pas aboutir aux déformations; ce fait exceptionnel n'en est pas moins fort curieux. La capsule reste alors distendue par le liquide et les fongosités. Tout se borne à une sorte d'hydarthrose polyarticulaire, sans déformations des extrémités osseuses, et sans distension des ligaments.

Nous avons constaté un type remarquable de ce genre chez une femme dont M. Patel a publié l'année dernière l'observation (*Gaz. hebd.*, avril 1902); mais, ainsi qu'il le faisait remarquer, il ne s'agit vraisemblablement que d'une durée anormale de la période de début, par suite du peu d'intensité de l'infection, ou d'une réaction plus forte de l'organisme; aussi est-il probable que ce n'est qu'un temps d'arrêt passager dans l'évolution normale des lésions.

La polyarthrite déformante tuberculeuse évolue sans tendance aux abcès. On retrouve les mêmes processus intermittents, avec crises douloureuses plus ou moins aiguës, que dans le rhumatisme chronique non tuberculeux; par conséquent, il serait illusoire de chercher dans les phénomènes locaux, subjectifs ou objectifs, des signes suffisamment pathgnomoniques de cette forme, en l'absence d'autres manifestations bacillaires dans le passé ou dans le moment présent.

Ces manifestations consistent, ainsi que l'ont reconnu MM. Berard et Destot, ou dans un foyer de tuberculose pulmonaire viscérale, encore en évolution, ou dans une arthrite fongueuse antérieure. On peut grouper autour de ces deux types schématiques les diverses modalités que l'on rencontre en clinique. Elles correspondent, par conséquent, à deux catégories de malades différents.

Les premiers sont des tuberculeux pulmonaires, n'ayant pas eu de troubles articulaires auparavant, qui, à une certaine époque, sans cause appréciable, sont atteints de douleurs au niveau de plusieurs jointures, suivies des phénomènes objectifs de l'arthrite déformante. Chez le plus grand nombre, les manifestations pulmonaires sont déjà anciennes quand débutent les localisations articulaires.

Les déformations s'effectuent quelquefois avec beaucoup plus de rapidité. Elles sont précédées de douleurs et de phénomènes locaux rappelant alors ceux du rhumatisme articulaire aigu. Barjon raconte l'histoire d'une malade, phtisique depuis sept mois, qui entra à l'hôpital pour des douleurs très aiguës dans les poignets, les mains et le genou droit, remontant à huit jours et qui déjà tendaient à la forme noueuse et à la déformation, avec une légère flexion, sans laxité anormale ni ankylose vraie. Ces phénomènes s'étaient développés dans l'espace de quarante-huit heures.

La deuxième catégorie comprend des sujets dont les poumons sont sains, mais qui ont eu de la tuberculose articulaire avant d'avoir un rhumatisme. Celui-ci commence par des arthrites aiguës qui, finalement, se terminent par les déformations de la polyarthrite chronique sur diverses jointures, par des lésions d'arthrite fongueuse, ou par des synovites à grains riziformes, sur d'autres. Les poussées douloureuses sont séparées par de longues périodes de calme, le malade se croit guéri, mais d'autres accidents reparaissent, et cela, pendant de longues années.

Un de nos malades, jeune homme de vingt-six ans, bien portant jusqu'alors, commence, il y a dix-huit mois, à souffrir dans le genou droit, sans signes apparents d'arthrites, puis dans le pied du même côté, d'abord à l'occasion de la marche, de la fatigue. Plus tard, mêmes symptômes aux coude droit, genou et pied gauche, aux deux mains, en dernier lieu à l'épaule droite et, peu après, à la colonne vertébrale. Quatorze mois après, il ne peut plus marcher qu'avec des béquilles, puis l'impotence fonctionnelle devient absolue. Il entre à l'Hôtel-Dieu où l'on diagnostique une tumeur blanche des deux genoux et des synovites déformantes tuberculeuses. La maladie a procédé par poussées successives, intermittentes, douloureuses avec impotence progressive.

Les genoux remplis de fongosités sont le siège d'un gonflement douloureux, surtout au niveau des culs-de-sac tricipitaux. Du côté des poignets, on trouve, dans les gaines tendineuses, de la crépitation à grains riziformes, et les déformations typiques de la polyarthrite chronique. Ils sont tuméfiés et à demi ankylosés.

Toutes ces observations sont comparables. Sans doute, on observe de grandes variations, dans le siège, la durée, la succession des accidents, etc., mais on ne rencontre pas de différences essentielles.

Rappelons, en terminant, parmi les caractères distinctifs de la polyarthrite tuberculeuse, certaines particularités radiographiques, signalées par MM. Bérard et Destot au Congrès de chirurgie (*loc. cit.*).

« Tandis que dans la polyarthrite déformante rhumatismale, la déformation, surtout osseuse, que l'on constate sur le cliché, est un élargissement des épiphyses, dû à une soufflure générale du tissu spongieux avec disparition précoce des cartilages, dans la polyarthrite tuberculeuse on trouve, comme dans toute tuberculose osseuse, au début du processus, dans les têtes des phalanges, des îlots blanchâtres, isolés les uns des autres, et dus à la raréfaction irrégulière du tissu osseux par l'infiltration bacillaire. Par fusion de ces îlots, la partie raréfiée s'étend, le cartilage diarthrodial n'est plus soutenu, il s'affaisse par places, d'où déformation des têtes. En même temps la cavité glénoïde correspondante subit les mêmes phénomènes de désagrégation ; elle se creuse sous la pression de la tête, s'adapte aux nouveaux contours de cette dernière, tout en subissant les déplacements que lui occasionne la rétraction fibro-tendineuse. Plus tard, il y a une véritable juxtaposition des deux os par emboitement, et, dans les extrémités en contact, on retrouve encore les îlots clairs de raréfaction.

« La disparition des cartilages est tardive. Dans tous les cas le gonflement des parties molles est considérable, et c'est lui, plus que les troubles osseux, qui est le principal facteur des déformations extérieures. »

2° Les *synovites chroniques* s'observent dans les mêmes conditions que la forme précédente. Elles sont chroniques d'emblée, ou bien elles succèdent à des attaques aiguës, subaiguës.

Elles coexistent avec d'autres manifestations pseudo-rhumatismales, avec des inflammations chroniques, de même nature, des bourses séreuses, des gaines tendineuses (rhumatisme tendineux), des doigts, des mains, etc. A ce propos, faisons remarquer que la présence de synovites tendineuses chroniques, qui sont, la clinique et l'expérimentation l'ont montré depuis longtemps, de nature bacillaire, suffirait, dans les cas douteux, pour établir l'origine des synovites articulaires concomitantes.

Les caractères anatomiques de ces arthrites sont ceux de toutes les inflammations chroniques des jointures, alors que ce sont les parties molles qui sont surtout frappées, et que le squelette est relativement indemne.

Nous passerons sous silence l'abondance variable de l'exsudat, les signes physiques, etc., l'épaississement de la synoviale, de la capsule, etc., toutes ces lésions n'ont rien, dans l'espèce, de spécial, pas plus, du reste, que les signes cliniques. Suivant la quantité de liquide épanché, l'arthrite sera dite *hydropique*, ou bien, simplement, *chronique*, *fibreuse*, *sèche* lorsque c'est l'épaississement, le gonflement des parties molles qui l'emportent.

Entrer dans une symptomatologie détaillée, ce serait répéter ce qui est écrit partout à propos des vulgaires synovites rhumatismales.

Ces arthrites sont quelquefois précédées, pendant un temps plus ou moins long, par des douleurs (état rhumatoïde) dans les jointures qui seront, plus tard, le siège des accidents inflammatoires.

3° Les *arthrites plastiques*, *ankylosantes* succèdent à un pseudo-rhumatisme tuberculeux aigu, subaigu, localisé à une ou plusieurs des grandes articulations : genou, hanche, épaule, coude, etc. Mais elles peuvent aussi se présenter *immédiatement, d'emblée, avec les caractères des lésions articulaires ankylosantes*, si particulières aux rhumatismes infectieux. Levet, dans sa thèse (Lyon, 1903), a rapporté sept observations de cette variété de rhumatisme tuberculeux, que nous avons vu être quelquefois polyarticulaire [1], et qui mérite bien un nom : *Rhumatisme tuberculeux ankylosant*, et une place à part.

1. Sous le titre de : *Rhumatisme tuberculeux ankylosant*, nous avons communiqué, le 10 juillet dernier, à la Société Médicale des Hôpitaux de Paris, la curieuse observation d'un de nos malades actuels, ankylosé des deux hanches, des deux genoux, d'un grand nombre d'articulations vertébrales, et chez lequel la réaction par la tuberculine avait été positive. Depuis lors, le diagnostic a été encore confirmé par la séro-réaction « très positive, agglutination complète à 1 p. 15 et au delà, en deux heures ». (P. Courmont, 25 juillet.) Ce malade réalise le type de la *spondylose rhyzomélique* de P. Marie. A ce sujet nous avons fait remarquer que la pathogénie de cette forme de rhumatisme, si bien décrite cliniquemant, était souvent des plus obscures, et qu'il n'y aurait rien d'étonnant à ce que la spondylose rhyzomélique ne fût qu'une modalité du rhumatisme tuberculeux? Cette hypothèse justifie, dans les cas semblables, l'épreuve par la tuberculine.

Dans une spondylose des plus typiques, un malade observé par mon ami le Dr Bouveret (communication orale) mourut de tuberculose quelques mois après le début des

Les lésions sont celles de toute arthrite sèche, avec tendance plus ou moins invincible à la soudure osseuse, et dont le prototype est la même forme d'arthropathie d'origine blennorrhagique.

Le processus est encore le même que dans d'autres pseudo-rhumatismes, il est inflammatoire. On chercherait vainement un criterium anatomique et clinique.

Nous arrêtons là l'exposé des principales variétés d'arthropathies, qui constituent le rhumatisme articulaire tuberculeux. Il reste bien d'autres arthrites de même pathogénie, avec corps étrangers, avec contenu purulent, hémorrhagique, etc., avec lésions et déformations osseuses diverses, il existe aussi des arthrites par infections associées à la tuberculose, mais leur description dépasserait le cadre de cet article.

La tuberculose articulaire est capable de tous les méfaits. Nous l'avons vue, dans une curieuse observation de L. Dor, laisser croire à une luxation paralytique des deux hanches, alors que les déformations ostéo-articulaires étaient dues à une double coxo-tuberculose sèche, chronique, sans abcès, se terminant quelques années après par une phtisie mortelle.

B. — RHUMATISME TUBERCULEUX ABARTICULAIRE[1]

Localisations viscérales et autres du rhumatisme tuberculeux.

Sous cette dénomination nous jetons un coup d'œil rapide sur l'ensemble des lésions que la tuberculose atténuée produit en dehors des articulations.

Rappelons immédiatement que nous n'avons pas en vue la tuberculose des différents organes, telle qu'elle est partout décrite, c'est-à-dire, pour nous répéter encore, *la tuberculose avec tubercules*, *infiltration caséeuse*, etc. Celle qui nous occupe est d'un ordre tout différent. Elle comprend des lésions purement congestives, inflammatoires, scléreuses, etc., complètement assimilables, en un mot, à celles des séreuses articulaires. De telles lésions représentent la plus faible réaction apparente qu'opposent les tissus à l'infection bacillaire.

Nos observations de rhumatisme tuberculeux nous ont montré que l'affinité si réelle de la tuberculose rhumatismale pour les synoviales, les gaines tendineuses, les tissus fibro-séreux, n'excluait pas des manifestations analogues dans les viscères, dans les autres tissus. Cette remarque concorde, du reste, avec la loi de pathologie générale que nous avons déjà signalée, sur laquelle est édifiée l'existence du rhumatisme tuberculeux et de tous les rhumatismes infectieux.

De telles recherches, encore très incomplètes, ont, pour le moment, la

lésions articulaires. Dès maintenant je connais plusieurs faits similaires, et je cite avec un grand plaisir la communication, sur ce sujet, de M. A. Pic, médecin des Hôpitaux, et de son interne, M. Bombes de Villiers, à la Société de Médecine de Lyon, ce 27 juillet. Ils ont rapporté 3 spondyloses rhizoméliques de nature tuberculeuse, dont 2 avec autopsie.

1. Voir *Bulletin de l'Académie de méd.* du 19 juillet 1902. Rhumatisme tuberculeux abarticulaire. Localisations viscérales et autres du rhumatisme tuberculeux, par A. Poncet.

valeur de jalons. Elles indiquent dans quel sens il faut observer et interpréter des accidents dont la pathogénie avait échappé jusqu'à ce jour.

Les localisations extra-articulaires sont, les unes, fréquentes, les autres, rares. Elles peuvent être primitives, en ce sens qu'elles sont alors la première manifestation du poison tuberculeux. Celles que nous avons surtout étudiées coïncidaient avec les arthropathies ou leur succédaient, à la manière de véritables complications. Elle se comportaient, dans tous les cas, comme leurs congénères des autres pseudo-rhumatismes.

Observant dans un service exclusivement chirurgical, nous ne possédons pas un nombre suffisant de ces localisations extra-articulaires pour en donner une description détaillée.

Nous nous contenterons de signaler les principaux organes et appareils frappés. Nous ajouterons qu'à côté des localisations bien nettes sur un organe donné, qui constituent le rhumatisme viscéral tuberculeux, il existe de nombreux accidents vagues et diffus, traduisant une tuberculinisation diffuse. A cet ensemble de phénomènes pathologiques, dont le cadre s'élargit chaque jour, avec la notion du rhumatisme tuberculeux convient le nom de *rhumatisme abarticulaire*.

I. **Rhumatisme cardiaque tuberculeux** (cardiopathies inflammatoires d'origine bacillaire). — La fréquence des lésions cardiaques (endocardite, péricardite) au cours de la tuberculose, que celle-ci soit, ou non, accompagnée de rhumatisme articulaire, n'est pas douteuse.

Dès 1865, Pollock considérait les maladies du cœur ou de ses valvules comme fréquentes pendant la phthisie, et les lésions mitrales comme plus nombreuses que celles des valvules aortiques. Gubler partageait les mêmes idées. Il enseignait que « la diathèse tuberculeuse pouvait frapper les séreuses du cœur, comme celles des articulations ».

Un de nos élèves, P. Chambelland, a montré dans sa thèse (*De la fréquence des cardiopathies dans les tuberculoses médicales et chirurgicales*, Th. de Lyon, 1902) que : sur 100 tuberculeux médicaux, 11 ont des signes, plus ou moins nets, d'endocardite valvulaire ; 3 de péricardite ; 43 ont des modifications du rythme et des bruits cardiaques. Ces cardiopathies sont plus rares dans les tuberculoses chirurgicales.

H. Barbier a fait des constatations analogues chez l'enfant. Il a noté surtout, en l'absence d'une grosse lésion originelle, une hypertrophie assez notable du cœur, une altération du rythme et des bruits qui sont parfois d'une interprétation difficile, mais qui sont certainement l'indice que l'endocarde ou le péricarde ont été touchés.

Ces altérations coïncident assez souvent avec d'autres scléroses viscérales ou valvulaires, et l'on trouve, à l'autopsie, des ganglions bronchiques tuméfiés, nettement caséeux, ainsi que d'autres foyers bacillaires, ignorés durant la vie.

Parmi les lésions cardiaques valvulaires qui coexistent avec la tuberculose, la plus fréquente est certainement le rétrécissement mitral, pur ou accompagné d'insuffisance. Le Profes. Potain avait précisément cherché, depuis longtemps déjà, à établir une relation entre le rétrécissement mitral, dit congénital, et la tuberculose. La thèse de P. Teissier (Paris, 1894), écrite dans cet ordre d'idées, contient, à cet égard, des remarques fort intéressantes.

Nous avons recueilli trois observations de cardiopathies (Acad. de méd., 1901-1902), dont l'une avec autopsie et inoculation positive au cobaye (L. Dor).

Des faits de cet ordre se multiplieront aisément pour peu que l'on y prête attention. (Cas récent de MM. Braillon et Jousset, Vaquez, Soc. méd. des hôp. de Paris, juillet 1903.)

Les mêmes réflexions s'imposent pour d'autres organes, qu'il s'agisse de la plèvre, des méninges, du système nerveux central, périphérique, des reins, du foie, du tissu osseux, des ganglions, etc.

Nous indiquerons sommairement quelques-unes de ces localisations, dont l'histoire est complètement à faire.

Nous laisserons de côté les déterminations pleurales. Que dirions-nous, du reste, après les belles recherches de Landouzy, sur ce sujet. Précurseurs de nos études sur le rhumatisme articulaire tuberculeux, elles lui apportent un puissant appui.

II. **Méningopathies tuberculeuses.** — Affirmer qu'il existe des méningites de nature tuberculeuse, uniquement inflammatoires, congestives, séreuses, etc., dépourvues de tubercules, de granulations, etc., et susceptibles de guérir complètement, c'était, avant nos publications, il y a peu de temps, heurter de front toute les idées admises; le terme de méningite tuberculeuse étant, à peu près exclusivement, synonyme de granulie, et comportant un pronostic fatal.

Cependant, un certain courant d'opinion semble s'élever contre cet absolutisme. Le nombre des cas de guérison s'accroît de jour en jour. Henkel, Freyhau, plus récemment Thomalla (*Berl. klin. Woch.*, 19 juin 1902), Barth (*Münch. med. Woch.*, 27 mai 1902), Pépet (*Médecine moderne*, 9 juillet 1902) ont publié des observations aussi concluantes qu'elles peuvent l'être, lorsque le contrôle nécropsique fait défaut. Pourquoi, en effet, ne pas admettre que ce qui se passe du côté des séreuses pleurale, péritonéale, ne puisse se produire, au moins accidentellement, pour les séreuses méningées? Chirurgiens et médecins n'ont-ils pas été témoins, surtout depuis la laparotomie comme traitement de la péritonite tuberculeuse, de la disparition, sans reliquats appréciables, de tubercules confluents, de grosses masses caséeuses dans le péritoine, dans l'épiploon, dans le mésentère, etc.

Ce qui est vrai pour le péritoine et pour toute espèce de tissus, de séreuses, peut l'être également, dans certaines circonstances, pour les méninges.

Un de nos élèves, le docteur H. Bouclier, a consacré sa thèse inaugurale (*Méningopathies inflammatoires et autres d'origine tuberculeuse*, Lyon, 1903) à l'examen de ces tuberculoses méningées, séreuses, à exsudats résorbables, sans ou avec granulations discrètes, dans lesquelles les accidents sont assez atténués pour que l'affection soit curable. Il a trouvé, tant dans la littérature que dans ses propres recherches, 60 observations environ de méningites tuberculeuses guéries.

Ces méningites, ou méningopathies, pour employer un terme plus général, et qui convient mieux aux états si variés des méninges et des centres nerveux, en présence du bacille et de ses toxines d'abondance, de virulence, très inégales, vont, elles aussi, depuis la simple congestion rhumatismale, exsudative ou non, première étape inflammatoire, jusqu'à des lésions aiguës, chroniques, scléreuses, etc., parfois irréparables, mais restant de même nature, et conservant le caractère de lésion inflammatoire.

A ces états anatomiques, transitoires ou durables, répond une symptomatologie des plus variées, dont les modalités sont naturellement en rapport avec le siège et l'étendue des altérations. Elles s'étendent, depuis des céphalées, passagères, persistantes, migraineuses, etc., depuis des psychoses, des troubles cérébraux, de gravité variable, etc., jusqu'aux accidents mortels. Il est infiniment probable que la plupart des méningites dites tuberculeuses, qui guérissent, ne sont autres que des tuberculoses inflammatoires.

Elles doivent être, le plus souvent, sans granulie (méningite agranulique), sans tubercules massifs, infiltrés, quoique de tels tubercules puissent là comme ailleurs se résorber.

Le syndrome qu'on a appelé *pseudo-méningite* ou *méningisme*, alors précisément qu'il n'existe pas de signes caractéristiques qui différencient cet état de la méningite aiguë vraie, ne doit être, quelquefois, que l'expression d'une de ces bacilloses atténuées?

III. **Troubles nerveux périphériques.** — A côté des phénomènes douloureux vagues : arthralgies, ostéalgies, myosalgies, etc., sans localisations bien précises, il en est qui se passent nettement le long d'un trajet nerveux déterminé et qui offrent les caractères d'une névralgie, d'une névrite. Ces troubles nerveux ont attiré depuis longtemps l'attention des observateurs. Valleix, Beau, Gubler, Guéneau de Mussy, etc., les signalent, les étudient, Leudet, Joffroy, Pierret, Raymond, Pitres et Vaillard, Carrière, etc., leur consacrent d'importants travaux.

Ces névralgies et ces névrites sont occasionnées par la diffusion dans l'organisme des toxines bacillaires frappant les éléments nerveux.

Elles ne s'accompagnent pas des lésions spécifiques de la tuberculose, mais on constate souvent à l'autopsie une névrite interstitielle, parenchymateuse, banale. Parfois ce sont de simples phénomènes d'irritation, sans altération apparente du tissu nerveux.

On les observe sur la plupart des nerfs périphériques, avec une fréquence plus grande pour certains d'entre eux, le sciatique et le trijumeau, entre autres.

Le Dr Villedieu a rassemblé dans sa thèse (Lyon, 1902) 11 observations de sciatiques liées à la bacillose.

La névralgie faciale est plus fréquente. La thèse de Vaissade (Lyon, 1902) en contient 19 observations. Il l'a rencontrée 11 fois sur 180 malades. Carrière l'a signalée 11 fois sur 164. D'après ce dernier auteur, elle occupe, de préférence, le nerf sus-orbitaire ; on constate, cependant aussi, une névralgie trifaciale.

Il n'est pas de réseaux, pas de troncs nerveux qui ne puissent être atteints par le poison tuberculeux (névralgie intercostale, avec ou sans zona, névralgie lombo-abdominale, etc.).

Chez quelques-uns de nos malades, des troubles cardiaques, respiratoires, digestifs, etc., avaient très probablement pour point de départ une toxémie bacillaire, à siège pneumo-gastrique, sympathique, etc.[1].

IV. **Dermatoses, manifestations oculaires d'origine tuberculeuse.** — Les beaux travaux de MM. Hallopeau, Brocq, Darier, etc., sur les différentes variétés de tuberculides cutanées, les observations de MM. Leredde, Patel, Carle, etc., rentrent complètement dans le cadre des lésions cutanées, dont nous aurions ici à nous occuper, sous le nom de : *dermatoses d'origine tuberculeuse*, mais le sujet est tellement vaste que nous ne pouvons que l'indiquer.

Nous tenons, cependant, à mentionner une observation personnelle des plus instructives. Cette observation est celle d'un phtisique pulmonaire, âgé de trente-quatre ans, atteint depuis dix-sept mois d'une double pleurésie. Cet homme réalise un des plus beaux types que l'on puisse voir de rhumatisme tuberculeux, avec localisations sur la peau, le tissu cellulaire sous-cutané, et sur un grand nombre d'articulations.

Au mois de mai 1902, il présentait, en même temps que du gonflement douloureux d'une épaule, d'un coude et des deux poignets, une double arthrite temporo-maxillaire (localisation rare) avec trismus, qui l'empêchait de s'alimenter, et un œdème rhumatismal de la face, dont la durée n'alla pas au delà de huit à dix jours. (Le salicylate de soude, l'antipyrine, donnés à diverses reprises et à hautes doses, n'avaient eu aucune action sur ces divers accidents.)

Cet œdème circonscrit, ces nodosités cutanées, s'étaient déjà montrés, plusieurs fois, à la face et dans d'autres régions. Il se comportait comme les douleurs des jointures, avec lesquelles le malade avait remarqué, ainsi que son entourage, un certain balancement.

Il existait, en même temps, trois noyaux indurés de la dimension d'une moitié d'amande, occupant la face antérieure du bras droit et les faces postérieures des deux avant-bras. L'une de ces nodosités, située dans le tissu cellulaire de l'avant-bras gauche, était résistante, presque indolente. Les deux autres, moins dures, mais très douloureuses, adhéraient à la peau, un peu rouge à leur niveau. Leur apparition remontait à quelques jours et le malade également instruit par sa propre expérience disait « qu'il n'y avait rien à faire, que ces grosseurs disparaîtraient d'elles-mêmes comme les autres gonflements », ce qui eut lieu, du reste.

Des éruptions cutanées diverses, des érythèmes, noueux, polymorphes, etc., ne sont pas exceptionnels chez les tuberculeux. Il semble que l'intoxication bacillaire ait, parmi tant d'autres caractéristiques, celle de modifier profondément l'état de la circulation et de la sécrétion cutanées.

1. J. Borreil, *Rhumatisme tuberculeux abarticulaire. Entéro-côlite d'origine tuberculeuse*, Thèse de Lyon, 1903.

Les reins, la peau, les séreuses, etc., sont les grandes voies d'élimination des poisons introduits ou élaborés dans l'organisme. Dermites, néphrites, arthropathies sont alors le résultat de la rétention, du passage, etc., du virus tuberculeux.

Depuis notre dernière communication sur le Rhum. tub. ext.-articul. (*Acad. de méd., loc. cit.*), des observations nouvelles ont été publiées, et l'année dernière (septembre 1902), le docteur de Brun (de Beyrouth) relatait, dans le *Journal des praticiens*, deux cas d'érythème et de rhumatisme tuberculeux du plus haut intérêt.

Nous bornerons l'étude des manifestations cliniques extra-articulaires de la tuberculose atténuée aux considérations précédentes. Ce qui est vrai, nous contenterons-nous de répéter, en fait de localisations du rhumatisme tuberculeux, pour un tissu, pour un organe, l'est pour tous les autres.

Voici, en terminant ce paragraphe, l'œil, comme dernier exemple de ces applications pathologiques.

Le Dr L. Dor, qui est, en même temps que chef de mon laboratoire, un oculiste des plus distingués, a rencontré, chez plusieurs tuberculeux, des iritis, des névrites optiques, etc., qu'il eût qualifiées autrefois de rhumatismales, et qu'il rattache aujourd'hui à la tuberculose [1].

1. Dans une note qu'il nous a remise, M. Dor s'exprime ainsi : « La tuberculose oculaire, telle qu'on la conçoit actuellement, comprend les iritis, les kératites, les choroïdites et les conjonctivites tuberculeuses, mais dans toutes ces manifestations on se base sur la *présence de tubercules* pour faire le diagnostic. Mon attention ayant été attirée par les diverses communications de M. le prof. Poncet sur l'existence de ces formes cliniques de la tuberculose qu'il a décrites sous le nom de « *rhumatisme tuberculeux* », je me suis demandé s'il n'y aurait pas aussi en pathologie oculaire, des affections congestives, considérées comme rhumatismales, et qui devraient rentrer dans le cadre de la tuberculose.

Je n'ai pas eu besoin de chercher longtemps, pour trouver des malades atteints d'iritis, dites rhumatismales, par exclusion d'autres diagnostics, chez lesquels l'affection oculaire constituait, à elle seule, tout le rhumatisme, et qui n'avaient jamais eu de poussée rhumatismale antérieure, alors que les uns avaient eu des hémoptysies, les autres, une coxalgie, une pleurésie, etc.

Tout le monde connait l'iritis tuberculeuse classique, et personne ne nie l'iritis rhumatismale, mais, entre ces deux formes, aussi légitimes l'une que l'autre, je suis arrivé à me convaincre de l'existence d'une forme intermédiaire, qui a, cliniquement, plutôt l'apparence rhumatismale, mais dont la nature est tuberculeuse.

On constate plus volontiers, dans ces formes, l'hypohæma que l'hypopyon. Le salicylate pris à l'intérieur est sans action, et c'est encore par le calomel, à petites doses, non purgatives, qu'on parvient le mieux à modifier ces cas, tandis que l'iodure est réellement nuisible. Lorsqu'on est arrivé à se convaincre de l'existence de cette forme d'iritis tuberculeuse, on se demande si des formes analogues, coïncidant avec des manifestations articulaires, ne sont pas, elles aussi, tuberculeuses, mais alors on ne sait plus où établir la limite.

A côté des iritis, il convient de mentionner différentes variétés de névrites, dont l'apparition, chez des tuberculeux, peut sembler une simple coïncidence, mais qu'il semble beaucoup plus clinique de considérer comme tuberculeuses. Ce sont, soit des névrites des nerfs moteurs, qui déterminent, par exemple, cette forme de migraine ophtalmoplégique, décrite par Charcot, et où, toutes les fois que l'on a eu l'occasion de pratiquer des autopsies, on a trouvé des lésions tuberculeuses (*Arch. f. opht.*, vol. LV). Ce sont des névrites des nerfs sensitifs qui donnent naissance, en particulier, au zona ophtalmique, dont je connais, au moins, trois observations chez des sujets nettement tuberculeux, et où également, dans quelques autopsies, on a pu trouver des lésions tuberculeuses siégeant dans le ganglion de Gasser (*Arch. f. opht.*, 1902). Ce sont enfin,

Guidée par ces nouveaux éléments pathogéniques, la Clinique, doublée du Laboratoire, multipliera facilement de telles observations. Elle mettra bientôt au jour, comme elles le méritent, chacune des manifestations présumées du rhumatisme tuberculeux.

ANATOMIE PATHOLOGIQUE

Les lésions anatomiques du rhumatisme tuberculeux sont naturellement variées, et aussi différentes entre elles, que leurs diverses modalités cliniques, mais là n'est point l'intérêt de la question qui se pose ainsi : les altérations des tissus dans le rhumatisme bacillaire ont-elles des caractères particuliers, qui les séparent de celles des autres rhumatismes, spécialement des rhumatismes infectieux?

Assurément, il en est ainsi, dans la forme granulique, et dans tous les cas où l'on trouve des produits tuberculeux. Dans la forme inflammatoire, au contraire, qui constitue essentiellement le rhumatisme tuberculeux, les altérations anatomiques sont les mêmes que dans d'autres infections et intoxications.

D'origine microbienne, animale, végétale, minérale, les poisons ne se différencient guère dans leurs effets sur les tissus. — A l'amphithéâtre, sous le champ du microscope, leurs lésions se confondent, et celles engendrées par la tuberculine ne nous ont pas paru déroger à cette règle.

C'est ce que nous avons vu, du moins, dans quelques autopsies, et bien souvent sur la table d'opérations.

Nous avons, à propos du rhumatisme déformant, mis en relief quelques données intéressantes, fournies par la radiographie, nous n'avons pas à y revenir.

DIAGNOSTIC ET PRONOSTIC

Pour établir le diagnostic de rhumatisme tuberculeux, *il faut d'abord penser à ce pseudo-rhumatisme.* Il faut y penser, parce que, maladie essentiellement infectieuse, la tuberculose a le droit, comme les autres infections, de produire un pseudo-rhumatisme.

On y songera d'autant mieux, que le rhumatisant sera un bacillaire par d'autres lésions.

L'absence de toute autre infection que la bacillose constitue une très

ces névrites du nerf optique lui-même, dont une forme aboutit à l'atrophie du nerf, donnant lieu à des confusions avec l'atrophie tabétique.

J'ai vu aussi, chez des tuberculeux guéris apparaître avec une assez grande fréquence la sclérite, dite rhumatismale.

Évidemment, dans la plupart des cas, la preuve absolue de la nature tuberculeuse ne m'a été donnée ni par un examen microscopique ni par des inoculations. Il s'agit d'impressions cliniques. Je crois qu'il suffira que l'attention des oculistes soit attirée sur les faits dont je parle, pour que leur conviction ne tarde pas à se faire, et que le cadre des affections tuberculeuses de l'œil est appelé à s'accroître dans de larges proportions. »

grande probabilité en sa faveur. Nous ajouterons, d'après l'examen de nombreux malades, qu'elle impose, *a priori*, ce diagnostic, et ce qu'on devrait, en premier lieu, démontrer, c'est que l'on ne se trouve pas en présence d'un pseudo-rhumatisme d'origine tuberculeuse.

S'agit-il d'un rhumatisme bacillaire primitif, sans localisations infectieuses passées ou présentes, mettant sur la voie étiologique des accidents articulaires, la difficulté est plus grande. — On interrogera avec soin, l'hérédité, les antécédents personnels, etc.; on surveillera de près le malade, au point de vue d'autres accidents, on le soumettra au traitement salicylé, pierre de touche, dans l'espèce, d'une réelle valeur.

Sans doute, ces différents signes n'impliquent pas nécessairement, que le bacille de Koch soit la cause efficiente des manifestations rhumatismales, mais ils constituent des présomptions sérieuses, ils indiquent dans quel sens le traitement doit être plutôt dirigé. Il appartient aux divers procédés : de séro-réaction, de cyto-diagnostic, etc., de confirmer le diagnostic qui ne peut être démontré, d'une façon certaine, que par l'inoculation au cobaye.

Ce diagnostic de certitude, que nous avons eu quelquefois, n'est pas toujours commode à réaliser. Il n'a pas, du reste, une valeur absolue. — Les liquides à injecter manquent, en effet, fréquemment, ou sont en quantité insuffisante. On est obligé d'attendre, pendant des semaines, parfois pendant des mois, le résultat des inoculations, ce qu'expliquent le petit nombre, la faible virulence des bacilles, dans ces arthropathies atténuées. Enfin, ainsi que nous l'avons fait déjà remarquer, des inoculations négatives ne prouvent rien.

Elles ne témoignent vraiment que d'une seule chose : de l'insuffisance des bacilles, comme qualité, comme quantité, ou plutôt, de leur absence et de la nécessité d'admettre, ainsi que pour d'autres arthrites infectieuses, des arthropathies uniquement toxiques. Le poison peut alors venir d'une région éloignée; il est sécrété par un ou plusieurs tuberculomes larvés, qui sont si fréquents et que l'autopsie révèle seule.

Le pronostic du rhumatisme tuberculeux est des plus variables. — Il est subordonné, en dehors de conditions individuelles, d'hérédité, d'âge, de milieu social, etc., à l'apparition, à la coexistence, au siège, à la malignité, etc., d'autres manifestations bacillaires. (Nous laissons de côté la granulie articulaire généralisée, qui est heureusement très rare, et dont le pronostic paraît fatal.)

Dans la forme aiguë, le rhumatisme bacillaire se comporte actuellement à la manière du rhumatisme vrai. Il guérit généralement, après quelques semaines de repos, de traitement, mais de nouvelles attaques peuvent se produire, les lésions prendre une marche subaiguë, chronique, se localiser sur une ou plusieurs articulations, sur une seule, le plus souvent. C'est dans ce dernier cas surtout qu'il faut craindre la transformation en ostéo-arthrite tuberculeuse, avec fongosités, abcès, etc.

Les inflammations d'autres séreuses : plèvres, méninges, endocarde, etc., sont aussi à redouter. Ce ne sont pas des complications, au sens propre de ce mot, mais de nouvelles localisations, parfois très graves, du rhumatisme tuberculeux. Ainsi que nous avons eu déjà l'occasion de le dire, le balancement de ces lésions, articulaires et extra-articulaires, rappelle, tout à fait, la physionomie des atteintes du rhumatisme franc et des pseudo-rhumatismes.

Chez de nombreux malades, surtout dans le rhumatisme tuberculeux secondaire, le pronostic est relativement bénin. Il dépend de leur situation sociale, de la possibilité où ils se trouvent de se reposer, suivre un traitement régulier, etc.

Les lésions viscérales et articulaires permettent, quelquefois, une longue survie, qui se chiffre par des quinze, vingt ans, et au delà. — De tels sujets forment la grande classe des *arthritiques tuberculeux*, distincts des autres bacillaires par la bénignité des lésions, leur curabilité, etc.; mais on aurait tort de chercher dans leur arthritisme articulaire l'explication de cette défense contre la bacillose, ces arthrites n'étant elles-mêmes, dès le premier jour, qu'une des manifestations mitigées de l'infection tuberculeuse.

Un côté chirurgical intéressant des tuberculeux rhumatisants, au point de vue orthopédique et fonctionnel, est leur plasticité, après des résections, après des opérations conservatrices, portant sur le squelette et les articulations. Ce sont eux qui donnent les beaux résultats éloignés, les néo-articulations vraiment utiles, après les résections totales. Le périoste, les tissus voisins, irrités, enflammés, mais non détruits, comme dans d'autres ostéo-arthrites tuberculeuses, plus virulentes, ont conservé toutes leurs propriétés ostéogéniques.

TRAITEMENT

Le traitement du rhumatisme tuberculeux, sauf quelques indications spéciales, se confond, dans son ensemble, avec celui de toute tuberculose.

Nous ne saurions trop insister sur l'utilité de l'établir rapidement. On se souviendra que le rhumatisme tuberculeux est parfois la première manifestation de la tuberculose (*rhumatisme tuberculeux primitif*) qu'il peut précéder, pendant un temps plus ou moins long, une tuberculose viscérale ou locale. C'est donc conjurer des accidents plus graves, que de placer immédiatement de tels bacillaires dans les meilleures conditions de résistance. Il importe, par conséquent, dans les formes primitives surtout, de dépister promptement la nature exacte des ostéo-arthralgies, des poussées articulaires, séro-tendineuses, etc., et de ne pas perdre un temps précieux à employer des médications, reconnues aujourd'hui inefficaces.

Le traitement général est celui de tout tuberculeux. Nous ne pourrions que répéter ce qui a été dit maintes fois, sur la nécessité d'une hygiène bien comprise, et d'une thérapeutique éclairée. La vie au grand air, le séjour à la campagne, à une certaine altitude (800 à 1000 m.), sur les bords de la mer, une alimentation saine et abondante, à laquelle on joindra, s'il y a lieu, les diverses médications arsénicales, phosphatées, etc., constitueront la base du traitement.

La question du climat a une grande importance. Nous avons vu nombre de malades, très améliorés, guéris par des séjours prolongés dans les pays chauds, sur les bords de la Méditerranée, pendant la saison froide et humide, et pendant l'été, dans la montagne.

Le traitement local, pour les formes aiguës et subaiguës, varie naturellement suivant les cas. D'une manière générale, il doit s'inspirer de ces deux grandes indications : prévenir le passage de l'arthrite pseudo-rhumatismale à l'arthrite fongueuse, suppurée, et, dans les formes séreuses, fibreuses, s'opposer, autant que possible, à la formation d'une synovite chronique, d'une ankylose.

La première indication, de mise surtout dans la forme aiguë mono-articulaire, comporte, comme principale règle, l'immobilisation, que l'on réalisera, ainsi que pour toute arthrite aiguë, au moyen d'appareils plâtrés, de gouttières métalliques ou d'autres appareils analogues.

A l'immobilisation, qui s'impose pour toute arthrite, aiguë, douloureuse, et autant que la douleur persiste, s'ajoutera la révulsion locale, teinture d'iode, vésicatoires, pointes de feu, répétées, superficielles, profondes, etc.

Mais, si l'immobilisation est de rigueur dans les formes articulaires aiguës, elle a, en dehors d'elles, de nombreuses contre-indications. Dans les synovites subaiguës, chroniques, à évolution lente, ou le passage à la tumeur blanche est moins à redouter que les raideurs articulaires, que l'ankylose, les frictions méthodiques, le massage surtout, des séances progressives de mobilisation, etc., donneront de bons résultats, que ces moyens soient employés seuls, ou qu'ils soient associés avec l'immobilisation, de moins en moins prolongée.

Combinés avec un emploi sage de l'hydrothérapie, ils seront seuls de règle, dans les arthrites chroniques, noueuses, déformantes. Se trouve-t-on en face d'hydarthroses, des genoux, par exemple, avec épanchement intra-articulaire abondant, des ponctions aseptiques trouvent leurs indications. Elles seront suivies d'immobilisation est de compressions méthodiques.

Un des traitements les plus incertains est celui du rhumatisme tuberculeux ankylosant, qu'il soit mono- ou poly-articulaire. On ne peut généralement pas s'opposer à la terminaison par ankylose, et tout l'effort thérapeutique doit porter sur la meilleure position possible des membres ankylosés.

Les rhumatisants tuberculeux, subaigus, chroniques, présentent fréquemment des crises douloureuses, plus ou moins violentes, plus ou moins continues, survenant volontiers, pendant la nuit, et contre lesquelles la thérapeutique courante est désarmée. Nos observations démontrent que le salicylate de soude et l'antipyrine, qui sont considérés comme des *spécifiques* du rhumatisme franc (type Bouillaud), n'ont, sur ces douleurs, qu'une action très faible, nulle le plus souvent.

La plupart des malades calment leurs douleurs par la chaleur. Nous en avons vu, par contre, demander un soulagement au froid, à l'immersion dans l'eau froide de leurs mains atteintes d'arthrites, etc. Parmi ces derniers, il en est qui souffrent plus pendant l'été que pendant l'hiver. De tous les révulsifs, les vésicatoires donnent incontestablement les meilleurs résultats.

Nous nous sommes bien trouvés, pour les douleurs du rhumatisme tuberculeux, de la cryogénine, dont les Drs Dumarest, Gélibert (*Lyon médical*, 1902), etc., avaient préconisé l'emploi contre la fièvre des tuberculeux. A la dose de 0,50 à 1 gr., 1 gr. 25 par jour, plusieurs rhumatisants se sentirent très soulagés, immédiatement ou quelques jours après son usage. Chez d'autres le résultat fut moins net, il ne persista pas au delà d'un certain temps. L'aspirine, l'hédonal, aux mêmes doses de 0,50 à 2 gr., doivent être également essayés.

De tels malades sont-ils justiciables d'un traitement dans une station thermale telle qu'Aix-les-Bains, Bourbon-Lancy, etc., connues, de tout temps, par leur action bienfaisante sur les lésions dites rhumatismales. Nous n'avons pas à ce sujet une expérience suffisante pour trancher complètement cette question, qui intéresse surtout les rhumatisants tuberculeux chroniques. D'après ce que nous avons vu, cependant, et en tenant compte de la nature des manifestations articulaires, nous pensons que ce traitement doit être souvent contre-indiqué, qu'il mérite d'être surveillé de très près. On connaît ses méfaits dans certaines arthrites douteuses, ou nettement tuberculeuses, au sens classique de ce mot. Sous son influence irritante, elles s'enflamment et suppurent aisément. Or, dans les faits dont nous parlons, il s'agit précisément de lésions du même ordre, atténuées, il est vrai, mais qu'une thérapeutique trop active peut rendre plus virulentes.

N'est-il pas, du reste, d'observation ancienne et courante, dans les stations balnéaires dont nous parlons, et sans que l'on ait su pourquoi, jusqu'à présent, « *que beaucoup de rhumatisants guérissaient mieux avec l'huile de foie de morue que par les bains* ».

Les bains de soleil prolongés (nous ne saurions trop souligner les heureux effets de l'héliothérapie locale, avec exposition directe au soleil, des jointures malades, pendant la plus grande partie de la journée ; nous avons obtenu ainsi des guérisons inespérées), les frictions sèches et alcoolisées, les bains salés, légèrement excitants, et, dans quelques cas, une mobilisation prudente des jointures malades, constituent, avec l'hygiène générale des tuberculeux, le traitement de tout bacillaire rhumatisant.

Quant aux bains de boue d'Acqui, de Dax, etc., ils nous paraissent, *a priori*, devoir être conseillés.

Les pommades à base d'acide salicylique, de cryogénine, seront conseillées en frictions, continuées pendant quelques minutes, avec, ensuite, enveloppement ouaté.

Voici deux formules :

Acide salicylique finement pulvérisé	5 gr.
Essence de térébenthine	5 —
Lanoline	40 —

Axonge	30 —
Cryogènine	5 —

En résumé : aux formes aiguës et douloureuses on opposera l'immobilisation, la révulsion ; on y joindra des séances progressives de mobilisation et de massage, à mesure que s'amenderont les phénomènes inflammatoires aigus; le salicylate de soude, l'antipyrine, par le fait même de leur inefficacité, ne seront employés que comme médicaments d'épreuve, on leur substituera la cryogénine, dont nous avons constaté les bons effets, contre la douleur et sur la marche des manifestations rhumatismales. — Les mêmes moyens, frictions, massage, mobilisation prudente, emploi de la cryogénine, de l'hédonal, etc., permettront, dans bien des cas, de calmer les crises douloureuses des formes chroniques. On n'oubliera pas que ce ne sont là que des palliatifs, simples adjuvants de l'hygiène générale, qui doit dominer et régler le traitement du rhumatisme tuberculeux.

A la fin de ces quelques pages, nous conclurons brièvement :

Il existe un rhumatisme tuberculeux ou pseudo-rhumatisme d'origine bacillaire, au même titre que les autres rhumatismes infectieux ou pseudo-rhumatismes.

Confondu, jusqu'à ces dernières années, dans ses localisations articulaires, avec le rhumatisme franc ou d'autres pseudo-rhumatismes, il doit en être complètement séparé.

Ce qui est vrai, cliniquement, anatomiquement, pour les articulations (rhumatisme tuberculeux articulaire), *l'est, non moins, pour les autres appareils, pour tous les organes, pour tous les tissus. Avec des degrés plus ou moins grands de fréquence, ils sont frappés de la même façon* (rhumatisme tuberculeux abarticulaire).

BIBLIOGRAPHIE

A. BONNET. — Traité des maladies des articulations, Lyon, 1845.

G. BOUILLY. — Comparaison des arthropathies rhumatismales, scrofuleuses et syphilitiques, *Thèse d'agrégation*, Paris, 1878.

H. BARBIER. — Sur les phénomènes extra-pulmonaires de la tuberculose à la période de germination. Rhumatisme tuberculeux chez l'enfant, *Bulletin Médical*, 21 mars 1903.

BARJON. — La radiographie appliquée à l'étude des arthropathies déformantes. Du syndrome rhumatismal chronique déformant, *Thèse de Lyon*, 1897.

BÉRARD ET DESTOT. — Polyarthrite tuberculeuse déformante, *Communication au Congrès de Chirurgie*, Paris, 1897.

BÉRARD ET MAILLAND. — Rhumatisme tuberculeux ou pseudo-rhumatisme infectieux d'origine bacillaire, *Gaz. hebd. de méd. et de chir.*, 4 novembre 1900.

BEZANÇON. — Pseudo-rhumatisme tuberculeux. Tuberculose généralisée des séreuses, *Soc. méd. des Hôpit. de Paris*, 24 octobre 1901, et Pseudo-rhumatisme tuberculeux, 12 juin 1903.

BORREIL. — Rhumatisme tuberculeux abarticulaire. Entéro-colite d'origine tuberculeuse, *Thèse de Lyon*, 1903.

BOUCLIER. — Rhumatisme tuberculeux. Méningopathies inflammatoires et autres d'origine tuberculeuse, *Thèse de Lyon*, 1903.

A. BOUVEYRON. — Rhumatisme tuberculeux chez les malades atteints de lupus et de tuberculides cutanées, *Société de méd. de Lyon*, 29 juin 1903.

DE BRUN. — Rhumatisme et érythème tuberculeux, *Journal des praticiens*, 6 septembre 1902.

CASTAIGNE. — Recherches récentes sur la tuberculose des séreuses, *Revue de la tuberculose*, 1900.

CHAMBELLAND. — Rhumatisme tuberculeux. De la fréquence des cardiopathies dans les tuberculoses médicales et dans les tuberculoses chirurgicales, *Thèse de Lyon*, 1902.

H. Cubertafon. — Des arthrites tuberculeuses à forme rhumatismale, *Thèse de Paris*, 1903.

Destot. — Caractères radiographiques comparés de la goutte, du rhumatisme chronique et de la tuberculose, *Lyon médical*, 19 septembre 1897.

Dieulafoy et V. Griffon. — Pseudo-rhumatisme tuberculeux primitif, *Soc. méd. des Hôpitaux*, 5 juin 1903.

Drevet. — De la polyarthrite tuberculeuse déformante, *Thèse de Lyon*, 1897.

Duc. — Rhumatisme tuberculeux. Hydrocèle essentielle, primitive, d'origine tuberculeuse, *Thèse de Lyon*, 1903.

Egmann. — Rhumatisme articulaire aigu tuberculeux ou pseudo-rhumatisme infectieux articulaire à marche aiguë, *Thèse de Lyon*, 1901.

L. Galliard. — Pseudo-rhumatisme infectieux d'origine tuberculeuse, *Société médicale des Hôpitaux de Paris*, 31 octobre 1901.

H. Galliard. — Polyarthrites aiguës tuberculeuses à allures cliniques rhumatismales, *Thèse de Paris*, 1902.

H. Géniaux. — Nouvelles recherches cliniques et expérimentales sur le rhumatisme articulaire aigu tuberculeux ou chez les tuberculeux (Diagnostic différentiel), *Thèse de Lyon*, 1902.

Hobbs. — *Presse Méd.*, 1901.

Landouzy et Labbé. — Traité de médecine : Brouardel, Gilbert et Girode, t. VIII, Art. Pleurésies.

Lannelongue. — Complications articulaires chez un lupique traité par la lymphe de de Koch, *Bulletin médical*, 1890, p. 1122.

Laveran. — Tuberculose aiguë des synoviales, *Progrès médical*, 1876, p. 727.

Leredde. — Les notions nouvelles sur les tuberculoses de la peau et les angiodermites tuberculeuses. Leurs conséquences au point de vue de la pathologie générale, *Congrès de médecine*, Toulouse, avril 1902.

Levet. — Rhumatisme tuberculeux. Arthrite ankylosante d'origine tuberculeuse, *Thèse de Lyon*, 1903.

Mailland. — Du rhumatisme tuberculeux, *Presse médicale*, 14 septembre 1901.

— Rhumatisme tuberculeux, *Société nationale de médecine de Lyon*, 1900 et 1902.

— Rhumatisme tuberculeux. Polyarthrites et synovites chroniques d'origine bacillaire, *Médecine moderne*, 8 avril 1903.

— Rhumatisme tuberculeux primitif, *Gazette des Hôpit.*, juill. 1903.

Fr.-Ol. Merson. — Du rhumatisme tuberculeux observé récemment dans les Sanatoria de Leysin, *Thèse de Lyon*, 1903.

Milloz. — De l'héliothérapie locale comme traitement des tuberculoses articulaires, *Thèse de Lyon*, 1899.

Mauclaire. — Les arthrites tuberculeuses d'allure rhumatismale ou rhumatoïdes, *Bullet. méd.* du 17 juin 1903.

Orticoni. — De l'héliothérapie. Application médico-chirurgicale, *Thèse de Lyon*, 1902.

Patel. — Le rhumatisme tuberculeux, *Revue de chirurgie*, 10 décembre 1901.

— Rhumatisme tuberculeux chronique. Polyartrites bacillaires déformantes au début, *Gaz. hebd. de méd. et de chir.*, 2 janvier 1902.

— Rhumatisme tuberculeux chronique. Hydarthrose polyarticulaire localisée aux articulations des doigts. Synovite tendineuse chronique. Tuberculose atténuée de la peau (tuberculoses nodulaires), *Gaz. hebd. de méd. et de chir.*, 6 avril 1902.

— Sur un cas de rhumatisme tuberculeux vertébral aigu, *Gaz. hebd. de méd. et de chir.*, 10 juillet 1902.

— Rhumatisme tuberculeux chez l'enfant, *Gaz. des Hôpitaux*, 8 avril 1902.

Pollock. — Prognosis in consumption. Londres, 1865.

A. Poncet. — De la polyarthrite tuberculeuse déformante ou pseudo-rhumatisme chronique tuberculeux, *Congrès français de chirurgie*, 1897.

— Du rhumatisme tuberculeux, *Société de médecine de Lyon*, 1900.

— Rhumatisme tuberculeux ou pseudo-rhumatisme d'origine bacillaire. Communication à l'Académie de médecine, 23 juillet et 22 octobre 1901.

— Rhumatisme tuberculeux abarticulaire. Localisations viscérales et autres du rhumatisme tuberculeux. Communication à l'Académie de médecine, 15 juillet 1902; *Lyon médical*, 20 juillet 1902.

— Leçons cliniques de l'Hôtel-Dieu, 1900-1903.

— Rhumatisme tuberculeux. *Annales médico-chirurgicales du Centre*, novembre 1902.

— Rhumatisme tuberculeux, *Bulletin médical*, 13 décembre 1902.

A. Poncet. — Rhumatisme tuberculeux. Polyarthrites et synovites tendineuses aiguës d'origine bacillaire, *Gazette des Hôpitaux*, 29 janvier 1903.

— Présentation de tuberculeux rhumatisants, *Soc. Méd. de Lyon* (voir *Lyon méd.*, 1902-1903. Leriche, Mouriquand).

— Tuberculose septicémique, rhumatismale, spécifique ou classique, *Bullet. et Mém. de la Société de chirurgie de Paris*, 14 avril, *Lyon Médical*, 26 avril 1903 et *Arch. internation. de chir.*, Gand, 1903.

A. Piz et Bombes de Villiers. Spondylose rhizomélique de nature tuberculeuse (3 observ. dont 2 avec autopsies), *Soc. de Méd. de Lyon*, séance du 27 juillet 1903.

G. Scherb. — Pseudo-rhumatisme tuberculeux, *Bull. méd. de l'Algérie*, mai 1902.

Pouly. — Rapports de la tuberculose avec le rhumatisme chronique déformant, *Thèse de Lyon*, 1902.

O.-C. Powell. — Essai sur le pseudo-rhumatisme articulaire dans le cours de la diathèse tuberculeuse, *Thèse de Paris*, 1874.

Teissier et Roques. — Traité de médecine : Brouardel, Gilbert et Girode, Art. Rhumatisme chronique.

Thévenot. — Rhumatisme tuberculeux familial, *Médecine moderne*, 30 avril 1902.

— Rhumatisme tuberculeux chronique, *Société de médecine*, 25 mai 1903.

Trébeneau. — Fréquence du rhumatisme tuberculeux dans les tuberculoses viscérales et locales, *Thèse de Lyon*, 1902.

Triboulet et Coyon. — Rhumatisme articulaire aigu et bactériologie, Paris, 1900.

Vaissade. — De la névralgie faciale tuberculeuse, *Thèse de Lyon*, 1902.

Verdeau. — Cardiopathies inflammatoires d'origine tuberculeuse, *Thèse de Lyon*, 1902.

Villedieu. — Rhumatisme tuberculeux. Sciatique d'origine tuberculeuse, *Thèse de Lyon*, 1902.

Weill. — Des troubles nerveux chez les tuberculeux, *Revue de médecine*, juin 1893.

Coulommiers. — Imp. Paul BRODARD.

Le procédé industriel le plus communément employé est celui de l'autoclave. Il consiste à surchauffer le lait, mis en bouteilles, dans une étuve à vapeur sous pression, à la température de 110 à 115°, pendant 10 à 15 minutes. Dans ces conditions, la stérilisation est absolue; car si les microbes pathogènes sont détruits de 75 à 80°, les microbes saprogènes et surtout les spores ne le sont qu'à une température voisine de 115°.

Cette préparation du lait se fait en grand dans le commerce à l'aide d'appareils spéciaux. Elle a pris une extension considérable, et grâce aux perfectionnements dont elle a été successivement l'objet, l'altération du goût du lait et les modifications de ses éléments constitutifs qu'on reprochait au début au surchauffage ont été très réduites. Les bouteilles sont hermétiquement fermées par des procédés divers, mais le lait ne peut guère se conserver sans inconvénients pendant plus d'une semaine. J'ajoute que certains industriels le livrent en petites bouteilles de 150 à 200 gr., très pratiques pour la consommation des nourrissons.

Au lieu d'employer le lait stérilisé du commerce, on peut stériliser le lait à domicile dans des appareils tels que celui de Timpe de Magdebourg et Hignette de Paris, ou celui de Soxhlet et ses dérivés. Dans le premier, qui est une sorte d'autoclave, la stérilisation est obtenue par la vapeur d'eau surchauffée sous pression. Bien que très pratique, il a l'inconvénient d'être coûteux. Aussi lui préfère-t-on généralement l'appareil de Soxhlet, dont le principe est des plus simples. Le lait est chauffé au bain-marie, en vase clos à 100° pendant quarante à quarante-cinq minutes. Dans une marmite recouverte d'un couvercle et contenant de l'eau, plonge un panier métallique où se trouvent un nombre variable de bouteilles graduées qui

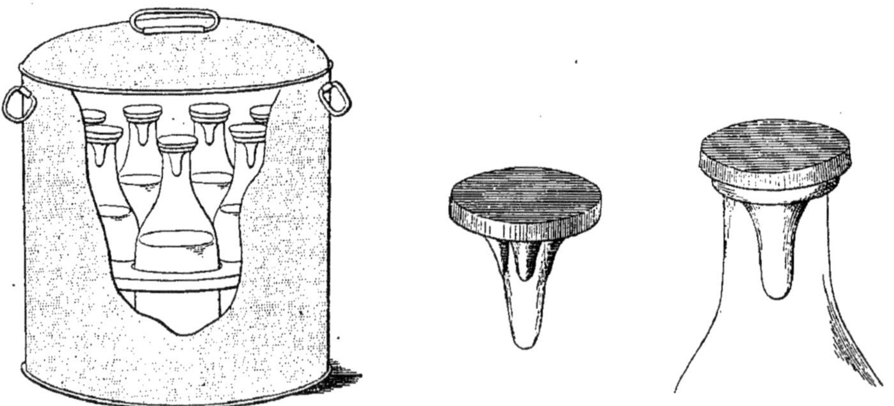

Fig. 3. — Appareil de Gentile. Obturateur en caoutchouc.

renferment chacune la quantité de lait nécessaire pour un repas. L'ouverture de ces bouteilles est rodée et recouverte par un disque en caoutchouc que maintient une capsule en métal. Après l'ébullition prolongée du lait, le vide étant fait dans les flacons, on les laisse se refroidir lentement, et le disque s'enfonce par la pression atmosphérique dans le goulot de la bouteille qui se trouve ainsi bouchée hermétiquement.

L'appareil de Soxhlet est très précieux parce qu'il permet de donner à l'enfant juste la valeur d'un repas dans un flacon où est fait le vide et dont l'asepsie est parfaite; on évite ainsi tout transvasement et toute souillure possible du lait, en même temps que la suralimentation. Toutefois, le mode de bouchage des flacons est défectueux et peu stable; aussi des modifications ont-elles été apportées, le principe de l'appareil restant toujours le même. Je signalerai seulement celles du fabricant d'instruments M. Gentile et du Prof. Budin.

L'appareil de M. Gentile (fig. 3) diffère principalement par le mode d'obturation des flacons. Les obturateurs automatiques sont constitués par des disques de caoutchouc rouge en forme de clous : la face supérieure est lisse, la face inférieure est munie d'un prolongement qui s'enfonce dans le goulot du flacon. Quand le lait a été porté à l'ébullition, les obturateurs s'appliquent de plus en plus fortement par le refroidissement sur le goulot; ils se dépriment à leur centre et s'enfoncent. Il faut vérifier, l'opération faite, l'adhérence de ces bouchons, et laisser de côté les bouteilles où elle

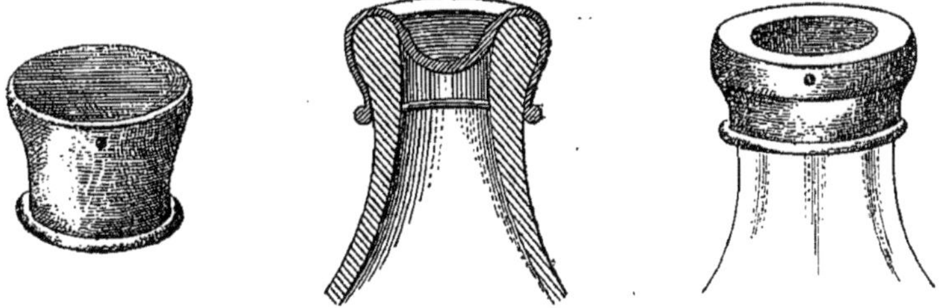

Fig. 4. — Capuchon isolé, et appliqué sur la bouteille après stérilisation.

ne serait pas complète, ce qui se produit quelquefois. L'expérience du marteau d'eau, qui consiste à produire un bruit sec, en frappant avec le bord cubital de la main sur le fond du flacon renversé, montre que le vide est réalisé dans son intérieur et que le lait peut être consommé sans danger.

Le Prof. Budin a imaginé depuis longtemps, pour obturer les flacons, des capuchons en caoutchouc (fig. 4), ce qui évite le rodage des bouteilles. Voici la description qu'il en donne :

« Ces capuchons sont assez semblables, comme forme, aux capsules métalliques appliquées sur certaines bouteilles d'eaux minérales. Leur fond est assez résistant et, à leur partie inférieure, l'ouverture est limitée par un épaississement en forme de bague qui doit enserrer le goulot, dont les bords n'ont plus besoin d'être rodés, ce qui réalise une certaine économie.

« Dans une petite bouteille quelconque, une bouteille de pharmacie par exemple, on met du lait jusqu'aux deux tiers ou aux trois quarts de la hauteur; on la recouvre du capuchon de caoutchouc, puis on la place dans le bain-marie. Sous l'influence de la chaleur, la vapeur d'eau soulève le fond de la capsule; pour éviter que cette dernière ne saute, on a fait deux petites ouvertures à l'emporte-pièce sur la paroi, en des points voisins du fond. Lorsqu'on retire la bouteille du bain-marie, le vide se fait dans son intérieur, et la capsule s'appliquant sur l'ouverture du goulot se trouve déprimée par la pression atmosphérique. »

M. Budin a donné récemment plus de résistance à la partie centrale déprimée en cupule de ses capuchons, ce qui permet leur adaptation plus parfaite à la bouteille.

Je n'ai décrit que les appareils les plus usités. Mais, ainsi que le dit M. Budin, pour continuer la citation précédente :

« Aujourd'hui un très grand nombre de systèmes, plus ingénieux et plus simples les uns que les autres, sont fabriqués de tous côtés : presque tous rendent de grands services. On est arrivé ainsi, par la concurrence, au résultat que je désirais beaucoup pour ma part, à les vendre à très bon marché. On n'a donc que l'embarras du choix.

« Si on ne possède pas ces appareils spéciaux, on pourra encore procéder différemment, en faisant usage de petites bouteilles ordinaires. Avant de les employer, on les lavera à grande eau, puis on les égouttera. Une fois qu'on y aura mis la quantité de lait suffisante, on les fermera soit avec un tampon de ouate introduit dans le goulot, soit avec un linge lié autour du col. Les flacons placés dans un support spécial, un panier métallique par exemple, seront introduits dans la marmite, et on laissera ce lait quarante-cinq minutes dans l'eau bouillante[1]. »

Au moment de la tétée, on fait tiédir la bouteille de lait au bain-marie; on fait sauter avec le doigt le disque de caoutchouc s'il s'agit du mode de fermeture de Soxhlet ou Gentile; on débouche le flacon s'il est fermé par le capuchon caoutchouté de M. Budin ou suivant un autre mode, puis on applique immédiatement sur le goulot soit une tétine comme celle de Gentile, qui est très pratique, soit le galactophore bien connu de M. Budin.

Il est bien certain que le chauffage du lait au bain-marie à 100° n'en assure pas la stérilisation au sens absolu du mot, et que toutes les spores ne sont pas détruites. Mais, ainsi qu'il ressort du rapport précité du Prof. Budin, l'expérience a montré que ce procédé est très suffisant pour rendre le lait inoffensif, *à la condition toutefois qu'il soit consommé dans les vingt-quatre heures* ou au plus dans les quarante-huit heures.

On s'est demandé quel était le lait dont l'usage est préférable, celui qui est stérilisé à domicile ou celui qui l'est dans l'industrie, et sur ce point les avis sont partagés. Dans la discussion qui a eu lieu en juin 1902 à la réunion plénière des trois Sociétés de Médecine de Paris, Médico-chirurgicale, et de Médecine et de Chirurgie pratiques, à la suite des remarquables rapports sur l'allaitement et le lait des Drs Dhomont, L. Dubrisay et Butte, M. Budin a traité cette question très judicieusement. Après avoir rappelé que dans aucune de ses publications il n'avait conseillé l'un de ces laits à l'exclusion de l'autre, il a ajouté :

« Je suis donc très à mon aise pour parler de ces deux laits. Au début, à la Charité, en 1891, j'ai fait usage du lait de conserve; mais à la suite de quelques accidents graves, j'ai pris le parti de faire stériliser le lait à l'hôpital, suivant le procédé de Soxhlet.

« Quand il a été laissé pendant quarante-cinq minutes dans l'eau bouillante, ses microbes pathogènes sont détruits; par prudence, il doit être utilisé dans les

1. P. Budin, *Le Nourrisson*, p. 212 et suiv.

vingt-quatre heures qui suivent, et il a généralement un goût agréable. Comme il se trouve dans des petites bouteilles qui ne contiennent que la quantité nécessaire pour une tétée, on évite très facilement la suralimentation et pour chaque repas et pour toute la journée.

« Mais ce lait, dit-on, contient des toxines; n'ayant pas été stérilisé immédiatement après la traite, les microbes qu'il renfermait ont produit des toxines qui, restées dans le lait, sont très dangereuses pour les enfants. Au début, en 1892 et en 1893, je n'étais pas sans avoir quelques inquiétudes, mais comme je n'ai jamais vu d'accidents survenir avec le lait bien préparé, et comme voilà dix années que j'en fais usage, je me demande si les craintes exprimées sont réellement justifiées. Personne n'a jamais isolé ces toxines; ne seraient-elles pas détruites par la chaleur? Théoriquement, l'hypothèse des toxines dans le lait stérilisé peut être formulée, mais pratiquement leur présence et leur action nuisible n'ont pas été démontrées.

« Le lait stérilisé du commerce ou lait de conserve ne contiendrait pas, lui, de ces toxines, parce qu'il a dû être stérilisé aussitôt après la traite, ce qui n'est pas toujours fait; en tout cas, pour ce lait, comme pour le précédent, la chaleur a pu les détruire.

« Il faut toujours goûter ce lait quand on l'emploie, car une bouteille peut être altérée; il y a eu des accidents, mais il faut bien savoir que, grâce au perfectionnement des procédés industriels, les altérations deviennent de plus en plus rares, exceptionnelles.

« Au bout d'un certain temps le goût du lait de conserve se modifie, mais cela n'a pas d'inconvénients pour les nourrisons qui le prennent très bien. Il serait bon que la date de stérilisation fût toujours marquée sur le bouchon.

« Le lait de conserve est généralement contenu dans de grandes bouteilles; il est plus difficile, dans ces conditions, d'obtenir des mères et des nourrices qu'elles ne donnent qu'une quantité déterminée pour chaque tétée; on évitera moins aisément la suralimentation.

« Au bout d'un certain temps, il se forme à la partie supérieure des bouteilles des masses solides qui contiennent des substances grasses; il faut chauffer, pour les faire fondre; du beurre liquide surnage alors, qui peut déterminer des troubles digestifs. Enfin quand une bouteille est ouverte, on doit, surtout pendant l'été, éviter de la laisser trop longtemps en vidange.

« Chacun de ces laits, lait stérilisé à domicile, lait stérilisé du commerce ou de conserve, a donc ses avantages et ses inconvénients. »

Et M. Budin termine par ces conseils pratiques que je transcris textuellement :

« La stérilisation à domicile est simple à pratiquer *quoi qu'on en ait dit*; vous voyez par vous-même ce qui se passe dans les familles aisées; quant aux femmes du peuple qui habitent loin de notre hôpital, nous les voyons stériliser leur lait avec grand succès.

« Cependant, pour les collectivités, dans les crèches, dans les hôpitaux, l'usage du lait de conserve est plus facile, si les bouteilles ne restent pas en vidange. De même, dans les Consultations où les enfants allaités artificiellement sont très nombreux, les petites bouteilles délivrées en nombre égal aux tétées pour chaque enfant nécessiteraient un travail de préparation très compliqué.

« Personnellement, j'ai du bon lait à l'hôpital, et je ne vois jamais survenir d'accidents; je puis, grâce aux petites bouteilles, donner juste ce qu'il faut aux enfants et de la sorte éviter toute suralimentation. J'obtiens donc des observations très exactes qui ont la valeur de véritables expériences, et cela me paraît très important au point de vue des recherches scientifiques. J'ai les courbes de nos enfants, et rien n'est plus facile que d'indiquer sur elles les quantités de lait qui ont été prises. Puisque j'ai de la sorte des résultats parfaits, je conserve ma manière de faire et je la recommande. »

En somme, les deux procédés de stérilisation sont bons. Le choix en est subordonné aux circonstances dans lesquelles on se trouve. Tel est l'avis exprimé également par le Dr Marfan qui, après avoir insisté sur deux conditions que j'ai déjà signalées, à savoir que le lait devrait toujours être soumis à l'action de la chaleur presque aussitôt après la traite, et consommé peu de temps après l'action de la chaleur, donne le conseil de recourir à la stérilisation à l'autoclave, plutôt qu'à la méthode de Soxhlet quand ces conditions capitales ne peuvent pas être remplies [1].

Ici se pose une question délicate, encore débattue. La pratique habituelle qui consiste à couper d'une certaine quantité d'eau et de sucrer le lait de vache qu'on fait prendre aux jeunes enfants, parce qu'il renferme plus de caséine et moins de sucre que le lait de femme, est-elle nécessaire ou même utile en général, quand ce lait a subi la stérilisation?

Les expériences faites *in vitro* par le Dr Chavane en 1893 ont démontré la plus grande digestibilité de la caséine dans ces conditions. Les digestions artificielles comparatives de lait cru et de lait stérilisé, opérées par Ch. Michel en 1896 au Laboratoire de la Maternité [2], ont aussi prouvé que la stérilisation ne diminue pas, comme on l'avait prétendu, la digestibilité des matières albuminoïdes, mais qu'au contraire elle l'augmente. Et la clinique a confirmé l'exactitude de ces recherches expérimentales. De faits nombreux observés par M. Budin, qui en a publié d'intéressants exemples [3], et depuis par le Dr Variot, le Dr Comby, moi-même et d'autres médecins, il semble résulter que le lait stérilisé peut être souvent donné pur pendant les premiers mois de la vie sans déterminer des troubles digestifs, tout au moins lorsque les enfants sont bien portants. Il deviendrait dès lors inutile de le diluer, opération qui d'ailleurs, si elle diminue sa richesse en caséine, le rend moins nutritif, car elle lui enlève en même temps du beurre, du sucre, des sels, substances qui jouent un grand rôle dans la nutrition du nouveau-né. Il faut toutefois se garder d'ériger l'usage du lait stérilisé pur en règle absolue. L'observation que beaucoup d'enfants le digèrent sans difficulté dans les premiers mois est surtout intéressante en ce qu'elle favorise, en le simplifiant, l'emploi dans la pratique d'un lait auquel on peut ne faire subir aucune manipulation. Mais il y a d'abord une réserve à faire à l'égard des enfants qu'on est obligé d'allaiter artificiellement *dès leur naissance*. Il est fort à craindre qu'ils ne puissent supporter le lait stérilisé non coupé. M. Variot, partisan du lait pur, déclare qu'il n'oserait le conseiller d'une façon absolue avant six semaines. Il semble donc prudent d'user du coupage dans les premiers jours au moins, et le meilleur paraît être celui

1. Marfan, *Traité d'allaitement*, 2e édit., Paris, Steinheil, 1903, p. 410.
2. Ch. Michel, Digestion artificielle du lait, *L'Obstétrique*, 15 janvier 1896, p. 25.
3. Budin, *Le Nourrisson*, Paris, Doin, 1903, p. 244 et suiv.

qu'indique le Dr Marfan, qui a bien étudié ce point : il additionne le lait d'un tiers d'eau à laquelle il ajoute 10 p. 100 de sucre.

Pour ma part, à la Charité, je procède à l'égard des très jeunes enfants de la façon suivante. Quand un nouveau-né, allaité par sa mère, ne trouve pas dans le sein une quantité suffisante à ses besoins, je fais compléter sa ration quotidienne avec du lait stérilisé pur. On sait que le lait maternel aide à la digestion du lait stérilisé : aussi, dans l'allaitement mixte, le résultat est-il presque toujours excellent; d'ailleurs, au moindre signe d'intolérance, je fais couper le lait. Mais dans les cas fort rares où je suis obligé de soumettre un enfant à l'allaitement artificiel dès sa naissance, je lui fais donner du lait additionné d'un tiers d'eau, et ce n'est que progressivement, et par tâtonnements, que j'arrive, assez vite il est vrai, à lui faire prendre le lait pur.

Il est bien évident pourtant qu'il ne saurait y avoir de règle invariable à cet égard. Le très jeune âge n'est pas le seul facteur à considérer. Chez certains enfants doués d'une susceptibilité particulière, ou mal portants, ou encore, et plus spécialement, chez les débiles, il devient nécessaire de couper le lait. Tel est l'avis que M. Budin exprimait dès l'année 1894 et qu'il a reproduit dans *Le Nourrisson* dans les termes suivants :

« Nous nous garderons bien d'affirmer que dans les premiers mois de la vie le lait devra toujours, invariablement, être administré non mélangé d'eau. De même qu'on voit les enfants ne pas supporter certains laits de femme trop nourrissants, de même ils pourront ne pas tolérer certains laits de vache trop chargés en beurre ou en caséine.

« Le lait de vache n'a d'ailleurs pas une composition constante : il varie suivant la race, suivant l'alimentation, etc.

« L'enfant lui-même peut être bien portant ou malade : dans le premier cas, son tube digestif fonctionne bien; dans le second, comme chez l'adulte, du reste, il a besoin d'être ménagé. Il n'y a donc pas de règle absolue, et il pourra être bon, dans certaines conditions, tantôt de donner du lait avec une plus ou moins grande quantité d'eau simple, tantôt d'y ajouter de l'eau de chaux ou de l'eau de Vichy, tantôt de faire prendre de la pepsine, etc. C'est le médecin qui, à l'aide d'une observation attentive, pourra régler ces différents points [1]. »

En définitive, c'est une question difficile à trancher que celle de la manière dont doit être dirigé l'allaitement artificiel dans les deux ou trois premiers mois. L'opinion actuelle du Prof. Budin sur ce point est la suivante; je l'emprunte au *Rapport sur les règles à suivre dans l'alimentation du premier âge* présenté par lui au Congrès d'hygiène à Bruxelles en septembre 1903 :

« Nous ne pouvons répondre par expérience personnelle, car si nous observons un très grand nombre de nourrissons au sein nous ne voyons guère d'enfants élevés artificiellement dès le début. D'autres pourront peut-être se prononcer, mais il nous semble jusqu'ici que l'allaitement artificiel avec le lait de vache est difficile et dangereux dans les premiers mois de la vie. Certes on peut montrer

1. P. Budin, *Le Nourrisson*, p. 253.

beaucoup de nourrissons plus ou moins âgés qui sont splendides et qui ont été élevés au lait de vache ; nous en avons vu pour notre part, mais cela ne veut pas dire qu'ils ont toujours été beaux et qu'ils n'ont pas couru beaucoup de risques. Le médecin qui trouvera le moyen d'élever artificiellement les enfants dans les premières semaines de leur existence avec autant de succès et autant de sécurité qu'avec l'allaitement au sein, aura, pensons-nous, réalisé un très grand progrès. »

A partir de trois mois, la question devient bien plus simple, et les enfants nourris au lait stérilisé, et bien dirigés, ne présentent généralement pas de troubles digestifs.

Dans quelques Gouttes de lait on fait subir au lait, avant de le stériliser, des manipulations qui ont pour but de l'identifier au lait de femme. C'est ainsi que le Dr Dufour distribue à Fécamp du lait *maternisé*, c'est-à-dire du lait de vache auquel on a ajouté préalablement par litre deux tiers d'eau, 15 grammes de crème fraîche, 35 grammes de lactose, et 1 gramme de chlorure de sodium. Son exemple a été suivi à Saumur, à Hodimont, à Bruxelles, etc. Je ne dirai rien des autres procédés industriels qui ont été imaginés dans le même but de corriger le lait de vache et à l'aide desquels on obtient des laits modifiés, humanisés, maternisés, tels que ceux de Vigier, de Winter, de Gærtner, de Backhaus... Toutes ces variétés de laits sont susceptibles de rendre des services à un certain nombre d'enfants, surtout dans les premières semaines de l'existence : mais d'une façon générale ils sont considérés comme inférieurs au lait naturel stérilisé.

Dans ces derniers temps, le lait stérilisé, qui a joui dès son apparition d'une vogue un peu excessive, a été l'objet de critiques assez vives. Il en est une qui trouve ici sa place, car elle a eu pour résultat de faire adopter dans plusieurs Gouttes de lait, Crèches, etc., la *pasteurisation*, dont je me trouve ainsi amené à dire quelques mots.

La principale objection faite à la stérilisation du lait serait que l'action de la chaleur détruit les ferments solubles, ferments d'échanges nutritifs d'Escherich, *enzymes* du Dr Marfan, *zymases*, sur lesquels les recherches de Béchamp, Escherich, Moro, Marfan, Gillet, Nobécourt, Spolverini, etc., ont attiré l'attention. Il s'agit de substances élaborées au moment de l'excrétion du lait, amylase, lipase, oxydase, etc., qui semblent avoir pour rôle de faciliter son assimilation chez le nouveau-né, dont les sucs digestifs seraient insuffisants pour accomplir à eux seuls ce travail. Le lait stérilisé privé de ces enzymes serait donc un lait *mort* par rapport au lait *vivant* qui sort de la mamelle, et par suite sa digestibilité et son pouvoir nutritif laisseraient beaucoup à désirer.

C'est pour obvier à ces prétendus inconvénients qu'on a conseillé de substituer à la stérilisation du lait, sa pasteurisation, préconisée depuis longtemps en Allemagne.

Cette opération est bien connue : elle consiste à appliquer au lait le procédé de conservation du vin et de la bière imaginé par Pasteur, c'est-à-dire à le chauffer à 75°. On tue ainsi les microbes pathogènes, sinon leurs spores qui résistent jusqu'à 110° et au delà ; mais on n'altère pas les ferments solubles de lait, ce qui est le but recherché. De plus, pour éviter que le lait ne passe en se refroidissant lentement par des températures favorables au développement des spores, il est nécessaire de le refroidir brusquement. Jusqu'ici, la pasteurisation n'était effectuée que dans le commerce à l'aide d'appareils assez compliqués. Le principal objectif des industriels qui la pratiquent est de conserver momentanément le lait pour permettre de l'expédier à de grandes distances sans qu'il s'altère, sauf à le stériliser ensuite. Ce mode de purification avait toujours été considéré comme insuffisant, n'offrant qu'une sécurité relative, puisque des spores peuvent exister, dont l'éclosion aura lieu si le lait ne reste pas maintenu à de basses températures. Aussi était-il généralement admis que le lait ainsi traité ne devait inspirer qu'une confiance médiocre et qu'il était prudent de ne le consommer qu'après l'avoir fait bouillir ou l'avoir stérilisé.

D'ailleurs, pour qu'il pût être livré d'une façon pratique à l'alimentation, il eût fallu le pasteuriser dans des bouteilles : or l'expérience avait démontré que sous l'action brusque du froid les bouteilles éclatent très fréquemment. Ce gros inconvénient aurait disparu : grâce à l'invention d'un ingénieur, M. Contant, qui est arrivé à rendre le verre incassable par les brusques changements de température, la pasteurisation est devenue beaucoup plus pratique. Dans ces conditions nouvelles, plusieurs Œuvres jugeant préférable de donner à leurs nourrissons du lait pourvu de ses zymases, ont adopté la pasteurisation. C'est ainsi que procèdent les crèches de Courbevoie, d'Epernay, de Châlons-sur-Marne, la Goutte de lait de la même ville, celle de Saint-Pol-sur-Mer, celle enfin tout récemment créée de Beauvais. A Saint-Pol en particulier, le Dr Ausset de Lille, qui dirige la Consultation avec autant de zèle que de dévouement, est devenu un chaud partisan de cette méthode. Il l'emploie depuis le mois d'octobre 1902 et elle lui donne, dit-il, de « merveilleux résultats. Le lait ainsi préparé se digère si facilement que j'ai absolument abandonné les coupages que je conseillais autrefois pendant les trois ou quatre premiers mois. Me basant sur mon expérience privée, sur celle que j'acquiers à Saint-Pol, le tout portant maintenant sur plusieurs centaines d'enfants, je ne puis que conseiller à mes confrères, s'ils veulent bien me le permettre, l'adoption du lait pasteurisé pour leurs petits clients [1]. »

Ainsi, la pasteurisation du lait est aujourd'hui une opération simple et facile qui peut se faire à la Goutte de lait même, et qui n'exige pas une organisation plus compliquée que la stérilisation. Mais reste la question de savoir si elle est réellement préférable à cette dernière. La pasteurisation réalise-t-elle un progrès sur la stérilisation? Faudrait-il donc dans l'avenir la substituer au surchauffage du lait en vase clos à 100° ou au delà?

Je ne crois pas que la question soit susceptible d'être ainsi résolue, ni même qu'elle puisse être posée de cette façon. Les reproches adressés au lait stérilisé ne reposent guère que sur des arguments théoriques. L'importante découverte des enzymes n'a encore donné lieu qu'à des hypothèses,

1. Ausset, Hygiène alimentaire du nourrisson. *La Pédiatrie pratique*, 1er mai 1903, n° 1.

comme le déclare lui-même M. Marfan, qui a consacré dans son *Traité de l'allaitement* un chapitre très étudié aux propriétés vitales du lait (p. 25 et suiv.), et ces hypothèses soulèvent actuellement des discussions : la question n'est pas encore sortie du laboratoire.

Il n'est d'ailleurs pas prouvé que la stérilisation enlève au lait toutes ses propriétés : c'est ainsi que la *réaction de Bordet*, qui consiste en ce que le sérum des lapins auxquels on a injecté du lait de vache chauffé à 65°, acquiert la propriété de coaguler ce lait, cette réaction, dis-je, s'obtient avec le lait stérilisé comme avec le lait ordinaire, ainsi que l'a démontré Moro.

Les bons résultats constatés par le Dr Ausset à Saint-Pol ne me semblent pas dus à la seule pasteurisation. Les excellentes conditions dans lesquelles il est placé doivent entrer en ligne de compte. Grâce à la libéralité de M. Van Cauwenberghe, le philanthrope à qui est due la création de la Goutte de lait de Saint-Pol, cette Œuvre a été organisée d'une façon parfaite. Elle possède ses vaches, qui sont l'objet de soins tout particuliers. Le lait, recueilli aseptiquement, est de première qualité ; il est pasteurisé immédiatement après la traite, et consommé dans les vingt-quatre heures. Ce sont là des conditions de même ordre que celles qui assurent les succès qu'obtient le Dr Raimondi à la Pouponnière de Versailles avec le lait cru (voir p. 14). Malheureusement, elles ne sont pas souvent réalisées ni réalisables, et la source du lait en particulier est loin d'être toujours aussi sûre. En pareil cas, la pasteurisation ne serait-elle pas aléatoire? De graves accidents ne pourraient-ils survenir, surtout au cours d'un été un peu chaud?

Que répond d'ailleurs la clinique? Il me suffira de rappeler les beaux résultats obtenus avec le lait stérilisé par le professeur Budin depuis 1892, et aussi par les médecins qui en ont fait un usage un peu long, pour qu'il soit impossible de méconnaître ses bienfaits et de conclure à son abandon. J'ajoute que dans un travail récent et très documenté sur le lait stérilisé et les résultats obtenus par son emploi, le Dr Carel est arrivé aux mêmes conclusions [1]. De nombreuses observations recueillies aux Dispensaires du Dr Bresset pendant cinq années ne laissent aucun doute sur les grands services rendus par le lait stérilisé aux nourrissons de la classe ouvrière. L'expérience a prouvé que c'est à ce lait qu'il faut recourir pour aider les mères dont la sécrétion mammaire est insuffisante, et que la mortalité par gastro-entérite est nulle chez les bébés convenablement alimentés avec lui.

Sans doute les enfants nourris exclusivement avec du lait stérilisé, surtout dès les premiers mois de leur vie, comme je l'ai établi plus haut, ont parfois des digestions un peu pénibles ; tous n'ont pas le bel aspect des enfants élevés au sein ; ils sont plus pâles, sujets à de la constipation : leurs garde-robes peu colorées ont été comparées à du mastic de vitrier, et sont souvent fétides. Ces particularités sont communes aux très jeunes nourrissons privés de lait de femme, et il n'est pas démontré que ces mêmes troubles ne puissent s'observer avec du lait pasteurisé.

Mais de là aux accusations plus graves qu'on a portées contre le lait

1. A. Carel, *Le lait stérilisé*, Thèse Paris, 1903.

stérilisé, il y a loin. En dehors du danger problématique qui résulterait de la destruction des zymases par la chaleur, ce lait a en effet été rendu responsable d'un certain nombre de méfaits, en particulier de pouvoir déterminer le gros ventre flasque, la dyspepsie du lait pur, le rachitisme, l'eczéma, la maladie de Barlow ou scorbut infantile. Le Prof. Budin déclare que depuis qu'il fait usage du lait stérilisé, il n'a jamais observé ces états pathologiques chez les enfants dont l'alimentation est bien dirigée et bien réglée. Ils sont inconnus dans nos Consultations. D'ailleurs, des discussions récentes ont eu lieu à ce sujet à la Société d'obstétrique, de gynécologie et de pédiatrie (11 novembre 1901), à la Société de pédiatrie de Paris (14 janvier et 10 décembre 1902), à la Société d'obstétrique de Paris (21 novembre et 18 décembre 1902), et dans toutes ces Sociétés l'opinion généralement émise a été que les dangers du lait stérilisé ont été très exagérés, qu'en particulier la maladie de Barlow, rarement observée, résulte surtout de l'ingestion de laits modifiés ou de farines de conserve de préparation ancienne. Quant à l'eczéma, les recherches du Dr Quillier[1], à la Consultation du Dr Budin ont démontré que cette dermatose s'observe plus souvent chez les enfants nourris au sein que chez ceux qui sont soumis à l'allaitement artificiel bien dirigé.

Ceci dit, l'expérience du Dr Ausset, bien qu'elle ne date que d'une année, n'en a pas moins une grande valeur. Elle donne à la pasteurisation du lait faite dans des conditions favorables une place importante à côté de la stérilisation. Il faut toutefois que les beaux résultats obtenus par lui se confirment, et la question est encore à l'étude.

Et maintenant, je reviens à l'organisation que nécessite la distribution du lait dans les Consultations de nourrissons. Elle varie, comme je l'ai dit au début de ce chapitre, suivant que l'Œuvre adopte le lait de conserve ou qu'elle stérilise son lait elle-même.

De tout ce qui précède il ressort que le choix du lait du commerce est préférable lorsque la source du lait que la Consultation pourrait avoir à sa disposition est trop éloignée ou peu sûre, et encore lorsque la quantité de bouteilles de lait à fournir est considérable. C'est ce lait qui est délivré dans la plupart des Consultations annexées aux Dispensaires, tels que ceux des Drs Variot, Comby, Bresset, Dubrisay, H. de Rothschild, etc. Au contraire, lorsque la source du lait est voisine, lorsque le lait est de bonne qualité, lorsqu'on n'en a pas besoin d'une grande quantité, il vaut mieux le stériliser à domicile, soit dans l'étuve Timpe-Hignette, comme on le fait à Fécamp, au Havre, à Rouen, etc., soit au bain-marie à 100°, dans les appareils de Soxhlet, Budin, Gentile, comme cela se pratique à Paris dans les Consultations de la Charité, de la Maternité, de la Clinique Tarnier, et dans beaucoup d'autres; soit enfin en le pasteurisant comme à Saint-Pol et Beauvais. J'ai décrit les différents appareils dans lesquels se font ces opérations et je n'y reviens pas. L'installation comporte en outre un ou plusieurs fourneaux à gaz suivant les besoins, pour le chauffage des

1. Quillier, *L'eczéma des nourrissons*, Thèse Paris, 1901.

dits appareils, et une laverie où toutes les bouteilles vides rapportées par les mères devront être nettoyées, rincées, égouttées avec le plus grand soin. Il est bon de les stériliser de temps en temps dans un four Pasteur. Une seule personne est ordinairement suffisante pour préparer le lait et pour nettoyer les bouteilles.

Pour compléter le matériel d'une Consultation, les objets suivants sont encore nécessaires :

1° Un grand registre où sont consignés tous les renseignements qui concernent les enfants, leur poids à chacune des visites, leur état de santé, le résultat de l'examen dont ils sont l'objet, etc. ;

2° Des fiches sur lesquelles doivent être inscrits, chaque semaine, le poids du bébé, le nombre des bouteilles de lait stérilisé qu'il reçoit, avec la quantité qu'elles renferment, etc. : elles sont remises aux mères qui sont tenues de les présenter à chaque consultation.

En voici un fac-simile;

CONSULTATION DES NOURRISSONS

Le .... *à* ....*heures.*

Nom.. N° du Registre..........................

Naissance. { Date..
{ Poids.. Sexe..........................

Mode d'alimentation.................... ....

DATES	NOMBRE de BOUTEILLES	POIDS	DIFFÉRENCE	MOYENNE	OBSERVATIONS

3° Des graphiques de poids (modèle du Prof. Budin) sur lesquels figure la courbe schématique de l'accroissement normal par semaine d'un enfant né à terme, courbe de Sutils, dont doit se rapprocher celle du nourrisson.

Telle est, réduite à ses éléments indispensables, l'organisation d'une Consultation de nourrissons, c'est-à-dire d'une œuvre qui ne doit pas être affectée uniquement à une distribution de lait, mais dans laquelle on doit, avant tout, donner aux mères les avis nécessaires pour élever leurs enfants. Le médecin y joue un rôle capital, car il a à instruire les mères généralement très ignorantes des soins qu'elles doivent donner à leurs bébés. Pour cela, il faut qu'il ait lui-même des connaissances spéciales sur l'hygiène et l'alimentation des nourrissons. C'est pourquoi je m'associe sans réserve au vœu exprimé par le Dr Variot[1], que les étudiants en médecine soient astreints dans leur stage à suivre les Consultations de

1. Variot, *Revue philanthropique*, septembre 1899.

nourrissons. Dans un rapport présenté à la Ligue contre la mortalité infantile sur l'organisation d'un enseignement médical en vue de combattre la mortalité des enfants du premier âge, le Dr Marfan [1] arrive à la même conclusion. Il demande la création de Consultations dans les hôpitaux d'enfants comme dans les Maternités, et réclame l'obligation pour les étudiants de venir s'y instruire sur toutes les questions qui ont trait à l'alimentation et à l'élevage des nourrissons.

III

FONCTIONNEMENT ET RÉSULTATS

Pour décrire le fonctionnement des Consultations de nourrissons je prendrai comme type celles qui sont annexées à des services d'accouchements de Paris, dont la plus ancienne, et la première en date de toutes les œuvres de cet ordre, est, ainsi qu'on l'a vu plus haut, la Consultation créée par le Prof. Budin à la Charité en 1892. C'est sur leur modèle que doivent, en effet, fonctionner toutes les Consultations ou Gouttes de lait, malgré le mode de recrutement différent des nourrissons qui les fréquentent.

Je rappelle qu'en principe ne sont autorisées à suivre la Consultation d'une Maternité que les mères qui ont accouché dans cette Maternité. Il y a cependant des exceptions à cette règle, comme je le montrerai plus loin.

Pendant le temps que ces femmes séjournent à l'hôpital, elles sont astreintes à nourrir leur enfant ou tout au moins à lui donner tout le lait qu'elles peuvent fournir, à moins qu'il n'y ait, ce qui est rare, contre-indication formelle à l'allaitement (maladie de la mère, malformation des seins, agalactie, vices de conformation de la bouche de l'enfant, etc.). La vérité, c'est que les mères sont pour la plupart *physiquement* capables de nourrir : dans mon service je n'ai observé l'agalactie vraie que dans les proportions de 0,57 p. 100. Le Dr Dunème a établi dans sa Thèse que « les 9/10 des femmes qui ne nourrissent pas au sein n'ont aucun motif sérieux pour nourrir leurs enfants au biberon; en réalité, elles laissent passer leur lait par mauvaise volonté, négligence ou ignorance. À Paris, 90 p. 100 des femmes de la classe ouvrière peuvent allaiter leurs enfants [2] ».

Voici d'ailleurs les chiffres que j'ai relevés sur le mode d'alimentation des enfants nés à la Charité depuis le 1er mars 1898 [3], pendant leur séjour dans le service : 94,80 p. 100 ont été nourris par leurs mères (71,58 p. 100 au sein exclusif et 23,22 p. 100 à l'allaitement mixte), et 5,19 ont été allaités artificiellement. Et ce n'est pas là une statistique spéciale à la Charité, comme le prouve le pourcentage constaté à la Clinique Tarnier, dans le service du Prof. Budin depuis l'année 1900, tel qu'il est consigné

1. Marfan, *Revue philanthropique*, 10 février 1903, p. 409.
2. Dunème, *Durée de l'allaitement exclusif au sein*, Thèse Paris, 1902.
3. Maygrier, La Consultation des nourrissons de la Charité, *Annales de la Soc. obstét. de France*, 1901, p. 272.

par le Dr Mesnil [1] dans sa Thèse de doctorat : Mères donnant des quantités suffisantes de lait au moment de leur sortie, 86,2 p. 100; mères donnant des quantités insuffisantes de lait, 9,4 p. 100; mères ne pouvant donner de lait, 4,2 p. 100. L'allaitement au sein prédomine donc d'une façon considérable dans nos services. J'ajoute qu'il n'est pas rare que des femmes qui à l'hôpital n'avaient pas assez de lait et devaient être aidées, reviennent à la Consultation nourrissant leur enfant exclusivement au sein, parce que leur lait a augmenté et est devenu suffisant. En cas d'insuffisance de lait, l'allaitement mixte est un mode d'alimentation très précieux. Ses indications ne sont pas très rares, puisque dans un tiers des cas la sécrétion lactée devient insuffisante du quatrième au sixième mois (Dunème). « Si nous voulons, dit avec raison le Dr Voix [2] dans sa Thèse, en s'appuyant sur la statistique intégrale des consultations du Dr Bresset pendant les cinq dernières années, qu'augmente le nombre des mères qui nourrissent elles-mêmes leurs enfants, nous ne pouvons réussir dans cette campagne qu'à l'aide de l'allaitement mixte. »

Toute femme est, durant son séjour à l'hôpital, séjour dont la durée n'est nullement limitée à un certain nombre de jours mais est subordonnée au temps nécessaire à son rétablissement, l'objet d'une enquête discrète sur le sort qu'elle réserve à son enfant. A celles qui, pour des raisons sociales ou autres, se trouvent dans l'impossibilité absolue de le garder avec elles, on conseille de le confier à une nourrice au sein que l'Assistance publique peut leur procurer quand elles sont dénuées de ressources. Aux autres, et surtout à celles qui sont hésitantes, on s'efforce de faire comprendre tout l'avantage qu'il y a pour l'enfant à ne pas être séparé de sa mère : on les engage à le garder, on les y aide au besoin, en leur faisant obtenir un secours d'allaitement; on les envoie en convalescence à l'asile Ledru-Rollin de Fontenay aux Roses... C'est pour elles que fonctionne la Consultation, à laquelle elles doivent amener régulièrement leur nourrisson. Quand elles demeurent trop loin de l'hôpital, on leur donne le conseil de le conduire dans une autre des Consultations qui sont organisées dans les différents quartiers de Paris, la plus rapprochée de leur domicile.

La consultation a lieu une fois par semaine à jour et heure fixes. Les femmes sont introduites dans la salle d'attente, et on les appelle à tour de rôle pour peser leur enfant. Le poids est inscrit sur le grand registre, dont une page est réservée à l'observation de chaque nourrisson, et sur la fiche qui est remise à la mère et qu'elle doit rapporter chaque fois. Après la pesée, a lieu la visite médicale. Tous les enfants sont examinés avec soin et les conseils nécessaires pour la réglementation de leur alimentation, les prescriptions que réclament les indispositions dont ils peuvent être atteints sont donnés par écrit et expliqués minutieusement. Quand l'allaitement a besoin d'être surveillé de près, ou quand l'enfant est souffrant, on le fait revenir à une consultation supplémentaire.

1. Mesnil, *Les mères qui ne peuvent pas allaiter au sein*, Thèse Paris, 1903, p. 76.
2. G. Voix, *L'allaitement mixte*, Thèse Paris, 1903.

Il n'est délivré de lait stérilisé que lorsqu'il est absolument démontré que la mère n'a pas une quantité de lait suffisante, ou lorsque la sécrétion lactée est complètement tarie. Le nourrisson est mis alors à l'allaitement mixte ou à l'allaitement artificiel ; ce dernier mode d'alimentation est exceptionnel, tout au moins dans les premiers mois de la vie. Dans le cas où du lait est nécessaire, les femmes viennent ou envoient chercher chaque matin la provision qui doit être consommée dans les vingt-quatre heures. Elle leur est donnée dans des bouteilles qui contiennent juste la valeur d'un repas. On leur remet en même temps une tétine Gentile qu'elles ne doivent adapter à la bouteille qu'au moment de faire boire l'enfant, aussitôt après avoir enlevé le bouchon obturateur. Les bouteilles doivent être, avant chaque repas, plongées dans l'eau chaude, afin de réchauffer le lait qui doit toujours être donné tiède.

Une fois le flacon débouché, le lait doit être immédiatement consommé ; si tout n'est pas ingéré, ce qui reste doit être jeté. Aucun flacon ne doit rester en vidange ; quand il est vide, il est bon de le remplir d'eau. A chaque distribution, les femmes rapportent les bouteilles vides, qui sont échangées pour des bouteilles pleines.

A l'hôpital Tenon le lait n'est pas stérilisé à la Consultation et c'est du lait de conserve du commerce qui est donné aux enfants qui en ont besoin. Les mères reçoivent la quantité voulue pour deux jours, et elles doivent en faire elles-mêmes la répartition dans un biberon, suivant les indications qui leur ont été données. C'est d'ailleurs, pour le dire en passant, ce qui a lieu dans toutes les Consultations et Gouttes de lait où le lait distribué est stérilisé industriellement.

Cette manipulation, le transvasement du liquide, le dosage pour chaque repas faits ainsi par les mères peuvent laisser à désirer, comme j'ai déjà eu occasion de le dire, quelles que soient les précautions prises pour éviter les fautes ou les erreurs (biberons gradués, biberon du Dr Variot qui porte des indications sur la quantité de lait, le nombre et l'intervalle des tétées suivant l'âge de l'enfant). Aussi le procédé de Soxhlet-Budin est-il préférable, toutes les fois qu'il peut être mis en pratique.

Quand les enfants sont nourris au sein exclusivement, et c'est le plus grand nombre, les mères sont autorisées à ne les amener que tous les quinze jours, à la condition qu'ils soient bien portants. Il faut toutefois insister vivement auprès d'elles pour qu'elles continuent à venir, et leur en faire comprendre toute l'importance, car l'expérience a démontré que bon nombre des femmes qui nourrissent, trouvant que leur bébé va bien, cessent bientôt de se présenter à la Consultation.

Au contraire, les mères dont les enfants sont à l'allaitement mixte ou artificiel et qui viennent chercher du lait, sont en général celles qu'on voit revenir le plus longtemps. Les enfants sont admis jusqu'à l'âge de deux ans : cette règle, instituée par le Prof. Budin, permet de les surveiller à l'époque de la dentition et du sevrage, car une bonne direction est alors très nécessaire pour leur éviter les accidents gastro-intestinaux, si fréquemment observés à ce moment.

Une des grandes préoccupations du médecin qui dirige une Consultation de nourrissons doit être d'empêcher la suralimentation des nourrissons dont il a la surveillance. J'ai déjà fait maintes allusions à la suralimentation, mais elle a une telle importance, elle joue un si grand rôle dans la production de la gastro-entérite que je crois devoir entrer dans quelques détails à son sujet. Si elle est surtout redoutable chez les enfants allaités artificiellement, elle est dangereuse aussi chez ceux qui sont élevés au sein. Beaucoup de nourrissons succombent uniquement pour avoir pris de trop grandes quantités de lait, quel que soit leur mode d'alimentation.

Dans nos Consultations, c'est principalement chez ceux qui sont au sein que nous avons à lutter contre la suralimentation, les autres, ceux qui sont à l'allaitement artificiel, ne recevant que la stricte quantité de lait qu'ils doivent consommer dans les vingt-quatre heures.

Les enfants qui sont suralimentés ont d'ordinaire une augmentation quotidienne de poids trop considérable; ils régurgitent souvent, puis vomissent; leurs selles sont fréquentes, mal digérées, glaireuses, liquides; ils ont des éruptions toxi-alimentaires, etc. Si on ne met ordre à cet état de choses, la gastro-entérite se déclare et la mort peut survenir. Il importe par-dessus tout d'instruire les mères à cet égard, car elles sont ignorantes du danger, enclines à laisser l'enfant téter trop longtemps, à le remettre au sein quand il crie, etc., alors que les tétées doivent au contraire être courtes, régulières, renouvelées toutes les deux ou trois heures dans le jour, une fois au plus pendant la nuit... Cette instruction, les femmes la reçoivent à la Consultation sous forme de leçons de choses, plus profitables pour elles que toutes les instructions écrites, dont je me garde bien de médire, mais qui souvent ne sont pas lues ou sont mal comprises. La pesée de leur nourrisson leur apprend s'il a augmenté de poids et si l'augmentation n'est pas exagérée. Indépendamment des conseils qui leur sont donnés, elles peuvent faire leur profit des recommandations qui sont faites devant elles à d'autres mères, et comparer les enfants bien portants, dont l'alimentation est bien réglée, avec les enfants qui présentent des troubles digestifs et autres dus à ce qu'ils sont suralimentés. Cette comparaison provoque entre les mères une émulation dont bénéficient les enfants.

Je rappelle incidemment que l'augmentation normale de poids chez un nourrisson né à terme bien portant doit être de :

25 à 30 gr.	par jour	pendant	les 2 premiers mois.
20 à 25	—	—	3e et 4e —
15 à 20	—	—	5e et 6e —
10 à 15	—	—	7e et 8e —
8 à 10	—	—	4 derniers mois de l'année.

Pour éviter la suralimentation et ses dangers, les quantités de lait que prend l'enfant à chaque repas doivent être déterminées avec soin. On peut procéder par tâtonnements, comme l'indique le Prof. Budin.

« On a toujours, dit-il, une tendance à donner trop de lait aux nourrissons; nous-même, au début, nous en laissions prendre une quantité trop considérable.

Or, je l'ai déjà fait remarquer, et je ne saurais trop insister sur ce point : l'enfant qui ne prend pas assez de lait, peut ne pas augmenter, il peut même diminuer, mais il n'a pas de troubles digestifs; dès qu'en lui donnant plus de lait on arrive à la quantité nécessaire, on le voit rapidement s'accroître.

« Telle est l'idée qui nous dirige : nous aimons mieux ne pas donner suffisamment pendant quelques jours, même pendant une semaine ou deux, que de donner trop. On arrive ensuite à la quantité nécessaire. Cette quantité une fois déterminée, nous ne l'augmentons que s'il nous est absolument prouvé qu'il faut le faire [1]. »

Et dans une discussion dont j'ai déjà parlé (p. 19), M. Budin revenait sur cette question :

« Je ne voudrais point aujourd'hui fixer de chiffres, j'accumule les observations et j'espère en tirer bientôt des conclusions; mais à la fin de la première année et pendant toute la seconde année, j'ai été très surpris de voir des enfants s'élever avec des doses de lait de vache considérées généralement comme peu considérables. Des enfants de 6, 7, 8, 9 kilos s'accroissent avec 600, 700, 800, 900 grammes de lait de vache. J'ai vu un nourrisson magnifique peser avant deux ans 12 kilos et ne prendre que 950 grammes de lait de vache sur lesquels était prélevée la quantité nécessaire pour faire des soupes [2]. »

C'est à peu près aux mêmes conclusions qu'arrive le Dr Maurel qui s'est livré à des recherches très minutieuses sur la ration de l'enfant et sur la suralimentation. Un kilogramme de nourrisson dépensant 75 calories par jour, c'est d'après le poids total qu'il faut calculer la quantité de lait à prescrire, et 100 grammes de lait donnant 75 calories, il en résulte que ces 100 grammes constituent la ration par kilogramme de nourrisson. Toutefois, M. Maurel ajoute :

« Je n'ai jamais eu la prétention, en cherchant à fixer cette ration, de poser une loi invariable à laquelle tous les organismes doivent se soumettre. J'ai toujours dit et je rappelle que mon but a été seulement de fixer une ration *moyenne et approximative*, devant être suffisante, par conséquent pour le plus grand nombre. Pour ceux-ci, elle fixe, d'une manière exacte et définitive, la quantité d'aliments nécessaires à l'entretien et au développement régulier de leur organisme (ration d'entretien et ration d'accroissement). Mais, de plus, pour les autres, ceux pour lesquels cette quantité est ou trop abondante ou insuffisante, elle n'en conserve pas moins l'avantage d'être un *point de départ*. C'est à partir de cette ration moyenne que, pour eux, doivent commencer les *tâtonnements*, comme Budin les pratique si judicieusement et avec tant de succès [3]. »

Ces données concordantes, fournies par le Prof. Budin et le Dr Maurel, sont fort importantes à connaître, car c'est sur elles qu'on devra se baser pour éviter la suralimentation. Lorsqu'un nourrisson a de la diarrhée, la première indication est de diminuer pendant plusieurs jours son alimentation : la diète hydrique n'est qu'une conséquence de ce principe.

1. P. Budin, *Le Nourrisson*, p. 260.
2. P. Budin, *Progrès médical*, n° 27, 5 juillet 1902.
3. E. Maurel, *Hygiène alimentaire du nourrisson*, Paris, Doin, 1903, p. 105.

Traité d'Anatomie Humaine

PUBLIÉ SOUS LA DIRECTION DE

P. POIRIER et **A. CHARPY**

Professeur d'anatomie à la Faculté de médecine de Paris Chirurgien des hôpitaux

Professeur d'anatomie à la Faculté de médecine de Toulouse

AVEC LA COLLABORATION DE

O. AMOËDO — A. BRANCA — CANNIEU — B. CUNÉO — G. DELAMARE
PAUL DELBET — P. FREDET — GLANTENAY — A. GOSSET
P. JACQUES — TH. JONNESCO — E. LAGUESSE — L. MANOUVRIER
A. NICOLAS — P. NOBÉCOURT — O. PASTEAU — M. PICOU
A. PRENANT — H. RIEFFEL — CH. SIMON — A. SOULIÉ

5 vol. grand in-8° avec figures noires et en couleurs

ÉTAT DE LA PUBLICATION (Avril 1903)

TOME I. — **Embryologie**. Notions d'embryologie. **Ostéologie**. Considérations générales. Des membres. Squelette du tronc. Squelette de la tête. **Arthrologie**. Développement des articulations. Structure. Articulations des membres. Articulations du tronc. Articulations de la tête. (*Deuxième édition, entièrement refondue*). *Un volume grand in-8°, avec 807 figures*. . . . . **20** fr.

TOME II. — 1er Fascicule : **Myologie**. Embryologie. Histologie. Peauciers et aponévroses. (*Deuxième édition, entièrement refondue*). *Un volume grand in-8°, avec 331 figures*. . **12** fr.

2e Fascicule : **Angéiologie**. (Cœur et Artères.) Histologie. (*Deuxième édition, entièrement refondue*). *Un volume grand in-8°, avec 150 figures*. . . . . **8** fr.

3e Fascicule : **Angéiologie**. Capillaires. Veines. (*Deuxième édition, revue*). *Un volume grand in-8°, avec 83 figures*. . . . . **6** fr.

4e Fascicule : **Les Lymphatiques**. *Un volume grand in-8° avec 117 figures*. . . . . **8** fr.

TOME III. — 1er Fascicule : **Système nerveux**. Méninges. Moelle. Encéphale. Embryologie. Histologie. (*Deuxième édition, entièrement refondue*.) *Un volume grand in-8°, avec 265 figures*. . . . . **10** fr.

2e Fascicule : **Système nerveux**. Encéphale. (*Deuxième édition, entièrement refondue*). *Un volume grand in-8°, avec 131 figures*. **10** fr.

3e Fascicule : **Système nerveux**. Les Nerfs. Nerfs crâniens. Nerfs rachidiens. *Un volume grand in-8°, avec 205 figures*. . . . . **12** fr.

Tome IV. — 1er Fascicule : **Tube digestif**. Développement. Bouche. Pharynx. Œsophage. Estomac. Intestins. (*Deuxième édition, entièrement refondue*). *Un volume grand in-8°, avec 201 figures*. . . . . **12** fr.

2e Fascicule : **Appareil respiratoire**. Larynx. Trachée. Poumons. Plèvre. Thyroïde. Thymus. (*Deuxième édition, revue*). *Un volume grand in-8°, avec 121 figures*. . . . . **6** fr.

3e Fascicule : **Annexes du tube digestif**. Dents. Glandes salivaires. Foie. Voies biliaires. Pancréas. Rate. **Péritoine**. *Un volume grand in-8° avec 361 figures en noir et en couleurs*. . . . . **16** fr.

TOME V. — 1er Fascicule : **Organes génitaux-urinaires**. *Un volume grand in-8°, avec 431 figures*. . . . . **20** fr.

2e Fascicule : **Les Organes des sens**. (Sous presse.)

Traité élémentaire de Clinique Thérapeutique

Par le Dr Gaston LYON

Ancien chef de clinique médicale à la Faculté de médecine de Paris.

QUATRIÈME ÉDITION REVUE ET AUGMENTÉE

1 *vol. grand in-8° de 1540 pages. Relié peau* . . . . **25** *fr.*

péritoine, par COURTOIS-SUFFIT. — *Maladies de la bouche et du pharynx*, par A. RUAULT, médecin honoraire de la Clinique laryngologique de l'Institution nationale des Sourds-Muets.

TOME V — 1 vol. grand in-8° de 944 pages, avec figures en noir et en couleurs dans le texte : **18** fr.

Maladies du foie et des voies biliaires, par A. CHAUFFARD, professeur agrégé, médecin des hôpitaux. — *Maladies du rein et des capsules surrénales*, par A. BRAULT, médecin de l'hôpital Lariboisière. — *Pathologie des organes hématopoïétiques et des glandes vasculaires sanguines, moelle osseuse, rate, ganglions, thyroïde, thymus*, par G.-H. ROGER, professeur agrégé, médecin des hôpitaux.

TOME VI — 1 vol. grand in-8° de 612 pages, avec figures dans le texte : **14** fr.

Maladies du nez et du larynx, par A. RUAULT. — *Asthme*, par E. BRISSAUD, professeur à la Faculté de médecine de Paris, médecin de l'hôpital Saint-Antoine. — *Coqueluche*, par P. LE GENDRE, médecin des hôpitaux. — *Maladies des bronches*, par A.-B. MARFAN, professeur agrégé à la Faculté de médecine de Paris, médecin des hôpitaux. — *Troubles de la circulation pulmonaire*, par A.-B. MARFAN. — *Maladies aiguës du poumon*, par NETTER, professeur agrégé à la Faculté de médecine de Paris, médecin des hôpitaux.

TOME VII — 1 vol. grand in-8° de 550 pages, avec figures dans le texte : **14** fr.

Maladies chroniques du poumon, par A.-B. MARFAN, professeur agrégé à la Faculté de médecine de Paris, médecin des hôpitaux. — *Phtisie pulmonaire*, par A.-B. MARFAN. — *Maladies de la plèvre*, par NETTER, professeur agrégé à la Faculté de medecine de Paris, médecin des hôpitaux. — *Maladies du médiastin*, par A.-B. MARFAN.

TOME VIII — 1 vol. grand in-8° de 580 pages, avec figures dans le texte : **14** fr.

Maladies du cœur, par M. ANDRÉ PETIT, médecin des hôpitaux. — *Maladies des vaisseaux sanguins*, par W. ŒTTINGER, médecin des hôpitaux.

Sous Presse : TOMES IX et X (*Maladies du système nerveux*).

Traité
DE
Technique Opératoire

PAR

CH. MONOD

PROFESSEUR AGRÉGÉ A LA FACULTÉ DE MÉDECINE DE PARIS
CHIRURGIEN DE L'HOPITAL SAINT-ANTOINE, MEMBRE DE L'ACADÉMIE DE MÉDECINE

ET

J. VANVERTS

ANCIEN INTERNE LAURÉAT DES HOPITAUX DE PARIS
CHEF DE CLINIQUE A LA FACULTÉ DE MÉDECINE DE LILLE

---

2 forts volumes grand in-8°, formant ensemble 1960 pages et illustrés de 1908 figures dans le texte. **40** *fr.*

Traité de Pathologie générale

PUBLIÉ PAR

CH. BOUCHARD

MEMBRE DE L'INSTITUT
PROFESSEUR DE PATHOLOGIE GÉNÉRALE A LA FACULTÉ DE MÉDECINE DE PARIS

SECRÉTAIRE DE LA RÉDACTION

G.-H. ROGER

Professeur agrégé à la Faculté de médecine de Paris, Médecin des hôpitaux.

COLLABORATEURS :

MM. ARNOZAN — D'ARSONVAL — BENNI — P. BEZANÇON — R. BLANCHARD — BOINET — BOULAY — BOURCY — BRUN — CADIOT — CHABRIÉ — CHANTEMESSE — CHARRIN — CHAUFFARD — J. COURMONT — DEJERINE — PIERRE DELBET — DEVIC — DUCAMP — MATHIAS DUVAL — FÉRÉ — GAUCHER — GILBERT — GLEY — GOUGET — GUIGNARD — LOUIS GUINON — J.-F. GUYON — HALLÉ — HÉNOCQUE — HUGOUNENQ — M LABBÉ — LAMBLING — LANDOUZY — LAVERAN — LEBRETON — LE GENDRE — LEJARS — LE NOIR — LERMOYEZ — LESNÉ — LETULLE — LUBET-BARBON — MARFAN — MAYOR — MENETRIER — NETTER — PIERRET — RAVAUT — G.-H. ROGER — GABRIEL ROUX — RUFFER — SICARD — RAYMOND TRIPIER — VUILLEMIN — FERNAND WIDAL.

6 volumes grand in-8°, avec figures dans le texte : **126** fr.

TOME I

1 vol. grand in-8° de 1018 pages avec figures dans le texte : **18** fr.

Introduction à l'étude de la pathologie générale. — Pathologie comparée de l'homme et des animaux. — Considérations générales sur les maladies des végétaux. — Pathogénie générale de l'embryon. Tératogénie. — L'hérédité et la pathologie générale. — Prédisposition et immunité. — La fatigue et le surmenage. — Les Agents mécaniques. — Les Agents physiques. Chaleur. Froid. Lumière. Pression atmosphérique. Son. — Les Agents physiques. L'énergie électrique et la matière vivante. — Les Agents chimiques. Les caustiques. — Les intoxications.

TOME II

1 vol. grand in-8° de 940 pages avec figures dans le texte : **18** fr.

L'Infection. — Notions générales de morphologie bactériologique. — Notions de chimie bactériologique. — Les microbes pathogènes. — Le sol, l'eau et l'air, agents des maladies infectieuses. — Des maladies épidémiques. — Sur les parasites des tumeurs épithéliales malignes. — Les parasites.

TOME III

1 vol. in-8° de 1400 pages, avec figures dans le texte,
publié en deux fascicules : **28** francs.

Fasc. I. — Notions générales sur la nutrition à l'état normal. — Les troubles préalables de la nutrition. — Les réactions nerveuses. — Les processus pathogéniques de deuxième ordre.

Fasc. II. — Considérations préliminaires sur la physiologie et l'anatomie pathologiques. — De la fièvre. — L'hypothermie. — Mécanisme physiologique des troubles vasculaires. — Les désordres de la circulation dans les maladies. — Thrombose et embolie. — De l'inflammation. — Anatomie pathologique générale des lésions inflammatoires. — Les altérations anatomiques non inflammatoires. — Les tumeurs.

TOME IV

1 vol. in-8° de 719 pages avec figures dans le texte : **16** fr.

Évolution des maladies. — Sémiologie du sang. — Spectroscopie du sang. Sémiologie. — Sémiologie du cœur et des vaisseaux. — Sémiologie du nez et du pharynx nasal. — Sémiologie du larynx. — Sémiologie des voies respiratoires. — Sémiologie générale du tube digestif.

TOME V

1 fort vol. de 1180 pages in-8°, avec nombreuses figures dans le texte : **28** fr.

Sémiologie du foie. — Pancréas. — Analyse chimique des urines. — Analyse microscopique des urines (Histo-bactériologie). — Le rein, l'urine et l'organisme. — Sémiologie des organes génitaux. — Sémiologie du système nerveux.

TOME VI

1 vol. in-8° de 935 pages : **18** fr.

Les troubles de l'intelligence. — Sémiologie de la peau. — Sémiologie de l'appareil visuel. — Sémiologie de l'appareil auditif. — Considérations générales sur le diagnostic et le pronostic. — Diagnostic des maladies infectieuses par les méthodes de laboratoire. — La diazoréaction d'Ehrlich. — Valeur de la formule hémoleucocytaire dans les maladies infectieuses. — Cyto-diagnostic des épanchements séro-fibrineux et du liquide céphalo-rachidien — Ponction lombaire. — Applications cliniques de la cryoscopie. — L'épreuve du vésicatoire. — De l'élimination provoquée comme méthode de diagnostic. — Les rayons de Rœntgen et leurs applications médicales. — Thérapeutique générale. — Hygiène.

COLLECTION DE PLANCHES MURALES

DESTINÉES A

L'ENSEIGNEMENT DE LA BACTÉRIOLOGIE

PUBLIÉE PAR

L'INSTITUT PASTEUR DE PARIS

La collection comprend actuellement 65 planches du format 80×62 centimètres, tirées sur papier toile très fort et munies d'œillets permettant de les suspendre sur deux pitons. La collection entière est réunie dans un carton disposé spécialement à cet effet.

(Elle est accompagnée d'un texte explicatif rédigé en trois langues : français, allemand, anglais.)

Prix de la collection : 250 francs (port en sus).

(Les planches ne sont pas vendues séparément.)

TRAITÉ DE CHIRURGIE

Publié sous la direction

DE MM.

Simon DUPLAY

Professeur de clinique chirurgicale à la Faculté de médecine de Paris
Chirurgien de l'Hôtel-Dieu
Membre de l'Académie de médecine.

Paul RECLUS

Professeur agrégé à la Faculté de médecine de Paris
Secrétaire général de la Société de Chirurgie
Chirurgien des hôpitaux
Membre de l'Académie de médecine.

PAR MM.

BERGER — BROCA — PIERRE DELBET — DELENS — DEMOULIN
J.-L. FAURE — FORGUE — GÉRARD-MARCHANT — HARTMANN — HEYDENREICH
JALAGUIER — KIRMISSON — LAGRANGE — LEJARS
MICHAUX — NÉLATON — PEYROT — PONCET — QUÉNU — RICARD
RIEFFEL — SEGOND — TUFFIER — WALTHER

DEUXIÈME ÉDITION, ENTIÈREMENT REFONDUE

8 forts volumes grand in-8°, avec nombreuses figures dans le texte. . . **150** fr.

TOME PREMIER. 1 fort vol. de 912 pages, avec 218 figures . . **18** fr.

Reclus. Inflammations. — Traumatismes. — Maladies virulentes.
Quénu. Des Tumeurs.
Broca. Peau et tissu cellulaire sous-cutané.
Lejars. Lymphatiques, muscles, synoviales tendineuses et bourses séreuses.

TOME II. 1 fort vol. de 996 pages, avec 361 figures. . . . . . . **18** fr.

Lejars. Nerfs.
Michaux. Artères.
Quénu. Maladies des veines.
Ricard et Demoulin. Lésions traumatiques des os.
Poncet. Affections non traumatiques des os.

TOME III. 1 fort vol. de 940 pages, avec 285 figures. . . . . . **18** fr.

Nélaton. Traumatismes, entorses, luxations, plaies articulaires.
Lagrange. Arthrites infectieuses et inflammatoires.
Quénu. Arthropathies. Arthrites sèches. Corps étrangers articulaires.
Gérard-Marchant. Maladies du crâne.
Kirmisson. Maladies du rachis.
Simon Duplay. Oreilles et Annexes.

TOME IV. 1 fort vol. de 896 pages, avec 354 figures. . . . . **18** fr.

Delens. Œil et annexes.
Gérard-Marchant. Nez, fosses nasales, pharynx nasal et sinus.
Heydenreich. Mâchoires.

TOME V. 1 fort vol. de 948 pages, avec 187 figures. . . . . . **20** fr.

Broca. Vices de développement de la face et du cou. Face, lèvres, cavité buccale, gencives, langue, palais et pharynx.
Hartmann. Plancher buccal, glandes salivaires, œsophage et larynx.
Broca. Corps thyroïde.
Walther. Maladies du cou.
Peyrot. Poitrine.
Delbet. Mamelle.

TOME VI. 1 fort vol. de 1127 pages, avec 218 figures. . . . . . **20** fr.

Michaux. Parois de l'abdomen.
Berger. Hernies.
Jalaguier. Contusions et plaies de l'abdomen. Lésions traumatiques et corps étrangers de l'estomac et de l'intestin.
Hartmann. Estomac.
Jalaguier. Occlusion intestinale. Péritonites. Appendicite.
Faure et Rieffel. Rectum et Anus.
Quénu. Mésentère. Rate. Pancréas.
Segond. Foie.

TOME VII. 1 fort vol. de 1272 pages, avec 297 figures dans le texte. **25** fr.

Walther. Bassin.
Rieffel. Affections congénitales de la région sacro-coccygienne.
Tuffier. Rein. Vessie. Uretères. Capsules surrénales.
Forgue. Urèthre et prostate.
Reclus. Organes génitaux de l'homme.

TOME VIII. 1 fort vol. de 971 pages, avec 163 figures dans le texte. **20** fr.

Michaux. Vulve et Vagin.
Pierre Delbet. Maladies de l'utérus.
Segond. Annexes de l'utérus, ovaires, trompes, ligaments larges, péritoine pelvien.
Kirmisson. Maladies des membres.

Traité de Microbiologie

Par E. DUCLAUX

Membre de l'Institut, Directeur de l'Institut Pasteur, Professeur à la Sorbonne et à l'Institut agronomique.

TOME I. — MICROBIOLOGIE GÉNÉRALE
TOME II. — DIASTASES, TOXINES ET VENINS
TOME III. — FERMENTATION ALCOOLIQUE
TOME IV. — FERMENTATIONS VARIÉES DES DIVERSES SUBSTANCES TERNAIRES

Chaque volume grand in-8°, avec figures dans le texte. **15** fr.

Le *Traité de Microbiologie* formera 7 volumes qui paraîtront successivement.

Divisions de l'Ouvrage. — Tome V. Fermentations diverses des substances azotées. — Tome VI. Applications industrielles et agricoles. — Tome VII. Applications physiologiques.

LES MALADIES INFECTIEUSES

Par G.-H. ROGER

Professeur agrégé à la Faculté de médecine de Paris
Médecin de l'Hôpital de la porte d'Aubervilliers, Membre de la Société de Biologie

1 vol. in-8° de 1520 pages publié en 2 fascicules avec figures dans le texte. **28** fr.

Les Difformités acquises de l'Appareil locomoteur

PENDANT L'ENFANCE ET L'ADOLESCENCE

PAR

Le Dr E. KIRMISSON

Professeur de clinique chirurgicale infantile à la Faculté de médecine
Chirurgien de l'hôpital Trousseau, Membre de la Société de Chirurgie
Membre correspondant de l'*American orthopedic Association*

1 volume in-8°, avec 430 figures dans le texte . . . . . . **15** francs.

Ce volume fait suite au **Traité des Maladies chirurgicales d'origine congénitale**, 1 vol. gr. in-8° avec 312 figures et 2 planches en couleurs (*Publié en* 1898) . . . . **15** fr.

Vient de paraître :

Les Tumeurs du Rein

PAR MM.

J. ALBARRAN
Professeur agrégé
à la Faculté de médecine de Paris

L. IMBERT
Professeur agrégé
à la Faculté de médecine de Montpellier

1 *vol. grand in-8° avec* 106 *figures dans le texte, en noir et en couleurs.* **20** *fr.*

Syphilis et Déontologie

Par Georges THIBIERGE

Médecin de l'Hôpital Broca

1 *volume in-8° broché* . . . . **5** *fr.*

Secret médical; responsabilité civile; énoncé du diagnostic; jeunes gens syphilitiques; la syphilis avant et pendant le mariage; divorce; nourrissons syphilitiques; nourrices syphilitiques; domestiques et ouvriers syphilitiques; syphilitiques dans les hôpitaux; transmission de la syphilis par les instruments; médecins syphilitiques; sages-femmes et syphilis.

Manuel de Pathologie externe, par MM. **RECLUS, KIRMISSON, PEYROT, BOUILLY**, professeurs agrégés à la Faculté de médecine de Paris, chirurgiens des hôpitaux. *Septième Édition entièrement refondue et illustrée de nombreuses figures.* 4 volumes in-8° . . . . **40** fr.

Chaque volume est vendu séparément . . . . **10** fr.

Manuel pratique du Traitement de la Diphtérie. *Sérothérapie, Tubage, Trachéotomie,* par M. **DEGUY**, chef du Laboratoire de la Faculté à l'hôpital des Enfants (Service de la diphtérie) et **B. WEILL**, moniteur de tubage et de trachéotomie de la Faculté à l'hôpital des Enfants-Malades. Introduction par **A.-B. MARFAN**, professeur agrégé. 1 vol. in-8° broché, avec figures et photographies dans le texte. . . . . **6** fr.

Précis d'Histologie, par **Mathias DUVAL**, professeur d'histologie à la Faculté de médecine de Paris, membre de l'Académie de médecine. *Deuxième édition, revue et augmentée.* 1 fort volume grand in-8° de 1020 pages, avec 427 figures dans le texte. . **18** fr.

Précis de Manuel opératoire, par **L.-H. FARABEUF**, professeur à la Faculté de médecine de Paris, membre de l'Académie de médecine. *Nouvelle édition.* 1 volume in-8°, avec 799 figures dans le texte. **16** fr.

Leçons cliniques de Chirurgie infantile, par **A. BROCA**, chirurgien de l'Hôpital Tenon (Enfants-Malades), professeur agrégé. 1 vol. in-8° br., avec 75 fig. et 6 planches hors texte en photocollographie. . . . . **10** fr.

Traité d'Hygiène, par **A. PROUST**, professeur d'hygiène de la Faculté de médecine de l'Université de Paris, membre de l'Académie de médecine, inspecteur général des Services sanitaires. *Troisième édition, revue et considérablement augmentée,* avec la collaboration de **A. NETTER**, professeur agrégé, et **H. BOURGES**, chef du laboratoire d'hygiène à la Faculté de médecine. Ouvrage couronné par l'Institut et la Faculté de médecine. 1 vol. in-8°, avec figures et cartes dans le texte, publié en 2 fascicules. En souscription. . . **18** fr.

Les Tics et leur Traitement par **Henry MEIGE** et **E. FEINDEL**. Préface de M. le professeur **BRISSAUD**. 1 vol. in-8° de 640 pages. . . . . **6** fr.

Les Maladies microbiennes des Animaux, par **Ed. NOCARD**, professeur à l'École d'Alfort, membre de l'Académie de médecine, et **E. LECLAINCHE**, professeur à l'École vétérinaire de Toulouse. Ouvrage couronné par l'Académie des Sciences (PRIX MONTHYON 1898). *Troisième édition, entièrement refondue et considérablement augmentée.* 2 volumes grand in-8°, formant ensemble 1312 pages. . . . . **22** fr.

Bibliothèque Diamant

DES

Sciences médicales et biologiques

A L'USAGE DES ÉTUDIANTS ET DES PRATICIENS

Cette Collection est publiée dans le format in-16 raisin, avec nombreuses figures dans le texte, cartonnage à l'anglaise, tranches rouges.

DERNIERS VOLUMES PUBLIÉS

ARTHUS. — Éléments de Chimie physiologique, par MAURICE ARTHUS, chef du laboratoire à l'Institut Pasteur de Lille. *Quatrième édition, revue et corrigée.* 1 vol., avec figures . . . . **5** fr.

— **Éléments de Physiologie,** par MAURICE ARTHUS. 1 vol. avec fig. **8** fr.

BARD. — Précis d'Anatomie pathologique, par M. L. BARD, professeur à la Faculté de médecine de Lyon, médecin de l'Hôtel-Dieu. *Deuxième édition, revue et augmentée.* 1 vol. avec 125 figures. . . . . **7** fr. **50**

BERLIOZ. — Manuel de Thérapeutique, par le Dr F. BERLIOZ, professeur à l'Université de Grenoble, directeur du bureau d'hygiène et de l'Institut sérothérapique, avec une Préface du professeur BOUCHARD, membre de l'Institut. *Quatrième édition, revue et augmentée.* 1 vol. . . . **6** fr.

— **Précis de Bactériologie médicale,** par F. BERLIOZ, avec une préface du professeur LANDOUZY. 1 vol. avec figures. . . . . **6** fr.

BROCA. — Précis de chirurgie cérébrale, par A. BROCA, chirurgien de l'hôpital Tenon, professeur agrégé à la Faculté de médecine. 1 vol., avec figures. . . . . **6** fr.

DIEULAFOY. — Manuel de Pathologie interne, par le professeur G. DIEULAFOY, membre de l'Académie de médecine. *Treizième édition entièrement refondue et augmentée.* 4 vol., avec figures en noir et en couleurs. . . . . **28** fr.

LAUNOIS. — Manuel d'Anatomie microscopique et d'Histologie, par M. P.-E. LAUNOIS, professeur agrégé à la Faculté de médecine, médecin des hôpitaux. Préface de M. le professeur MATHIAS DUVAL. *Deuxième édition entièrement refondue.* 1 vol., avec 261 figures . . . . . **8** fr.

RUDAUX. — Précis élémentaire d'Anatomie, de Physiologie et de Pathologie, par P. RUDAUX, ancien chef de clinique à la Faculté de médecine de Paris, avec préface, par M. RIBEMONT-DESSAIGNES, professeur agrégé à la Faculté de Paris. 1 vol. avec 462 figures . . . **8** fr.

SPILLMANN et HAUSHALTER. — Manuel de Diagnostic médical et d'Exploration clinique, par P. SPILLMANN, professeur de clinique médicale à la Faculté de médecine de Nancy, et P. HAUSHALTER, professeur agrégé. *Quatrième édition entièrement refondue.* 1 vol., avec 89 figures . . . . **6** fr.

THOINOT et MASSELIN. — Précis de Microbie. *Technique et microbes pathogènes,* par M. le Dr L.-H. THOINOT, professeur à la Faculté de médecine de Paris, médecin des hôpitaux, et E.-J. MASSELIN, médecin-vétérinaire. Ouvrage couronné par la Faculté de médecine (Prix Jeunesse). *Quatrième édition entièrement refondue.* 1 vol., avec figures en noir et en couleurs . . . . **8** fr.

WURTZ. — Précis de Bactériologie clinique, par M. le Dr R. WURTZ, professeur agrégé à la Faculté de médecine de Paris, médecin des hôpitaux. *Deuxième édition, revue et augmentée,* avec tableaux synoptiques et figures dans le texte. 1 volume. . . . . **6** fr.

Traité
de
Physique Biologique

PUBLIÉ SOUS LA DIRECTION DE MM.

D'ARSONVAL
Professeur au Collège de France
Membre de l'Institut et de l'Académie de médecine.

CHAUVEAU
Professeur au Muséum d'histoire naturelle
Membre de l'Institut et de l'Académie de médecine.

GARIEL
Ingénieur en chef des Ponts et Chaussées
Professeur à la Faculté de médecine de Paris
Membre de l'Académie de médecine.

MAREY
Professeur au Collège de France
Membre de l'Institut et de l'Académie de médecine.

SECRÉTAIRE DE LA RÉDACTION
M. WEISS
Ingénieur des Ponts et Chaussées
Professeur agrégé à la Faculté de médecine de Paris

3 vol. in-8° brochés. En souscription jusqu'à la publication du tome III. **70** fr.

TOME PREMIER

1 *fort volume in-8°, avec* 591 *figures dans le texte* : **25** fr.

Des erreurs dans les mesures. Principes généraux de mécanique. — Propriétés des solides. Résistance des matériaux. Architecture des os. — Architecture des muscles. Principes généraux de méthode graphique. La contraction musculaire. — La locomotion humaine. — La locomotion animale. — Principes généraux d'hydrostatique et d'hydrodynamique. — Cœur; Cardiographie. — Circulation du sang dans les vaisseaux; Pression et vitesse, pouls et sphygmographie. — Pléthysmographie. — Capillarité et tension superficielle. Solubilité des solides; Imbibition. — Filtration. — Osmose. — Propriétés des gaz. Analyse des gaz. Gaz du sang. Phénomènes physiques de la respiration. — Principes généraux de la chaleur. — Thermométrie. — Température. — Calorimétrie. Etuves et régulateurs de température. — Chaleur animale. — Travail fourni par les animaux, rendement des moteurs animés. Propagation de la chaleur, protection des animaux. — Influence de la pression sur la vie. — Influence des agents atmosphériques sur les éléments cellulaires. — Actions hygrométriques sur les végétaux. Influence de la chaleur sur les végétaux. Actions mécaniques sur les végétaux.

TOME SECOND

1 *fort volume in-8° avec nombreuses figures dans le texte* : **25** fr.

Principes généraux d'optique géométrique — Spectroscopie et analyse spectrale. — Mesure et utilisation de la lumière. — Photographie. — Chaleur rayonnante. — Polarisation rotatoire et polarimétrie. — Phosphorescence et fluorescence. — Biophotogenèse ou production de la lumière par les êtres vivants. — Effets des radiations sur les plantes. — Diffusion de la lumière. — Endoscopie. — Puissance des systèmes centrés. Numérotage des verres. — Etude optique de l'œil Œil réduit. Aberrations chromatiques. — Accommodation. — Emmétropie, Myopie, Hypermétropie, Presbytie. — Astigmatisme. — Détermination et correction des amétropies. — Acuité visuelle. Champ visuel. — Impressions lumineuses sur la rétine. — Phénomènes entoptiques. — Mouvements des yeux. — Vision binoculaire. — Instruments d'optique. — L'œil dans la série animale.

SOUS PRESSE :

Tome Troisième et dernier (*Électricité. — Acoustique*).

BIBLIOTHÈQUE
d'Hygiène thérapeutique

DIRIGÉE PAR

Le Professeur PROUST

Membre de l'Académie de médecine, Médecin de l'Hôtel-Dieu
Inspecteur général des Services sanitaires.

Chaque ouvrage forme un volume in-16, cartonné toile, tranches rouges, et est vendu séparément : **4** fr.

Chacun des volumes de cette collection n'est consacré qu'à une seule maladie ou à un seul groupe de maladies. Grâce à leur format, ils sont d'un maniement commode. D'un autre côté, en accordant un volume spécial à chacun des grands sujets d'hygiène thérapeutique, il a été facile de donner à leur développement toute l'étendue nécessaire.

L'hygiène thérapeutique s'appuie directement sur la pathogénie; elle doit en être la conclusion logique et naturelle. La genèse des maladies sera donc étudiée tout d'abord. On se préoccupera moins d'être absolument complet que d'être clair. On ne cherchera pas à tracer un historique savant, à faire preuve de brillante érudition, à encombrer le texte de citations bibliographiques. On s'efforcera de n'exposer que les données importantes de pathogénie et d'hygiène thérapeutique et à les mettre en lumière.

VOLUMES PARUS :

L'Hygiène du Goutteux, par le Professeur Proust et A. Mathieu, médecin de l'hôpital Andral.

L'Hygiène de l'Obèse, par le Professeur Proust et A. Mathieu.

L'Hygiène des Asthmatiques, par E. Brissaud, professeur à la Faculté de Paris, médecin de l'hôpital Saint-Antoine.

L'Hygiène du Syphilitique, par H. Bourges, préparateur au laboratoire d'hygiène de la Faculté de médecine.

Hygiène et Thérapeutique thermales, par G. Delfau, ancien interne des hôpitaux de Paris.

Les Cures thermales, par G. Delfau, ancien interne des hôpitaux.

L'Hygiène du Neurasthénique (*Deuxième édition*) par le Professeur Proust et G. Ballet, professeur agrégé, médecin des hôpitaux de Paris.

L'Hygiène des Albuminuriques, par le Dr Springer, chef du laboratoire de la Faculté de médecine à l'hôpital de la Charité.

L'Hygiène des Tuberculeux, par le Dr Chuquet, ancien interne des hôpitaux de Paris, médecin consultant à Cannes, avec une préface du Dr Daremberg, correspondant de l'Académie de médecine.

Hygiène et Thérapeutique des Maladies de la Bouche, par le Dr Cruet, dentiste des hôpitaux de Paris, avec une préface du Professeur Lannelongue, membre de l'Institut.

L'Hygiène des Diabétiques, par le Professeur Proust et A. Mathieu, médecin de l'hôpital Andral.

L'Hygiène des Maladies du Cœur, par le Dr Vaquez, professeur agrégé à la Faculté de médecine de Paris, médecin des hôpitaux, avec une préface du Professeur Potain, membre de l'Institut.

L'Hygiène du Dyspeptique, par le Dr Linossier, professeur agrégé à la Faculté de médecine de Lyon, membre correspondant de l'Académie de médecine, médecin à Vichy.

Hygiène du Larynx, du Nez et des Oreilles, par MM. Lubet-Barbon et Sarremone. (*Sous presse.*)

50221. — Imprimerie LAHURE, 9, rue de Fleurus, à Paris.

www.ingramcontent.com/pod-product-compliance
Ingram Content Group UK Ltd.
Pitfield, Milton Keynes, MK11 3LW, UK
UKHW021011200726
13857UKWH00004B/1395

9 782012 929890